找回有力腰、強健腳的

3分鐘足趾操

今井一彰 著
黃瓊仙 譯

suncolor
三采文化

拿起這本書閱讀的你，
是否有著以下的困擾呢？

「很久以前就為腰痛所苦。
長年腰痛治不好了……」

「膝蓋會痛，彎曲或伸展都很困難……」

「肩膀僵硬得跟石頭一樣……」

「身體很重，懶得動……」

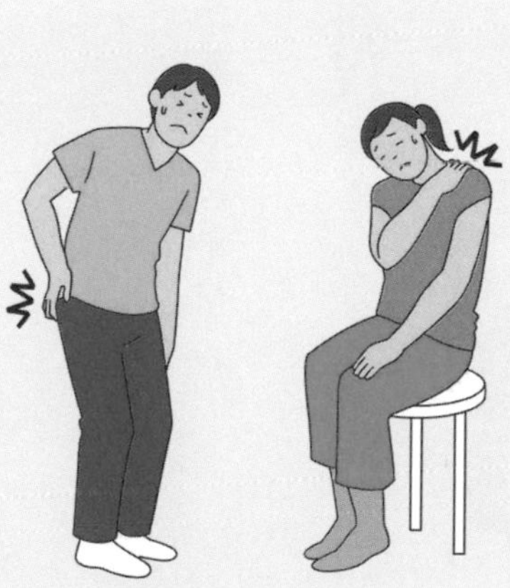

年輕的時候根本沒有
身體慢性僵硬或疼痛的困擾。
如果，能重拾二十年前的身體……？

很神奇地，身體變得好輕盈，
所有的疼痛煙消雲散。

你心裡可能在想，這般神奇的方法根本不存在吧？
其實，只要矯正了身體某個部位的歪斜現象，
就能輕鬆讓身體恢復原狀。
關鍵就在於「腳趾」。

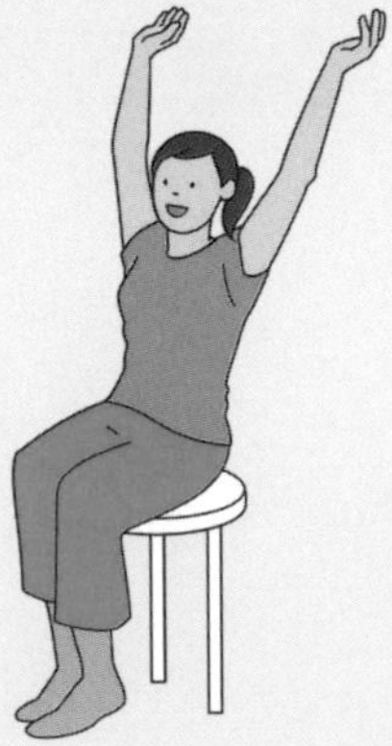

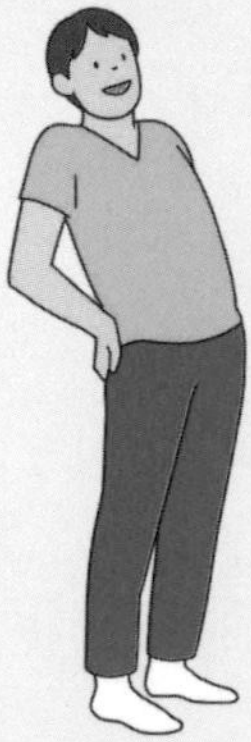

伸展你的腳趾頭。

只要做這件事，
你的腳齡和腰齡就能回到二十歲。
為什麼伸展腳趾，身體就能充滿元氣呢？
祕密在於身體的站姿結構。

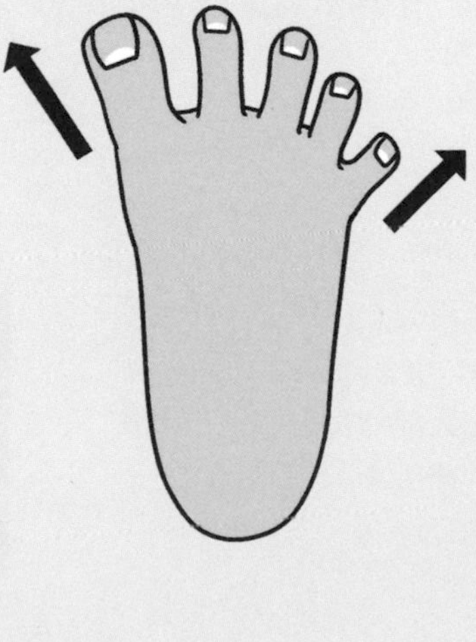

小孩能做 大人也行

身體有了驚人的改變！

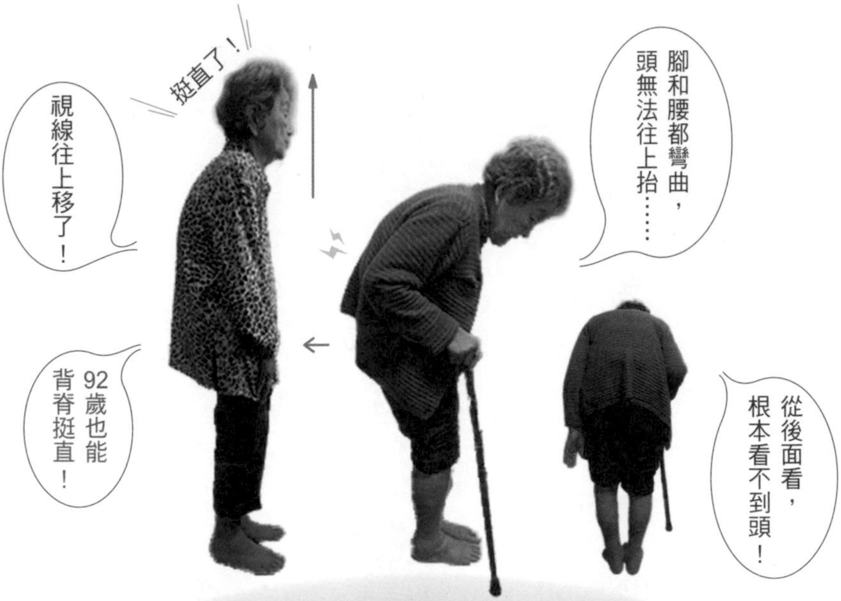
挺直了！
視線往上移了！
腳和腰都彎曲，頭無法往上抬……
92歲也能背脊挺直！
從後面看，根本看不到頭！

我的腰部已經彎曲成蝦子的形狀，眼睛要看著前方也非常辛苦。根本不知道身體變形的原因就在腳趾！現在背脊已經能挺直了。

金岡代彌女士（化名）．92歲

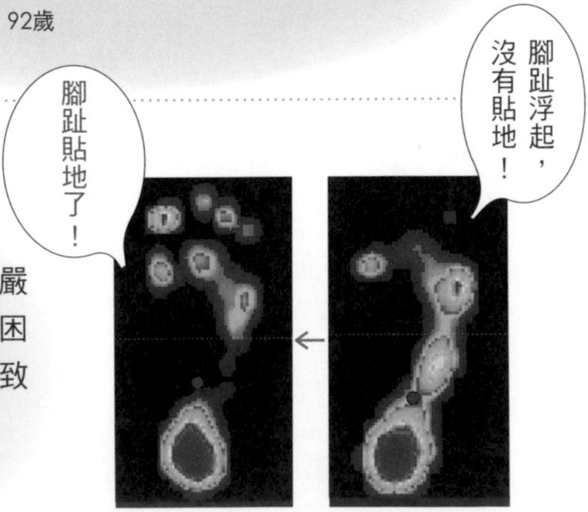
腳趾浮起，沒有貼地！
腳趾貼地了！

※ 腳壓測量儀器的照片

我本身就是一位醫生，卻為嚴重的大拇趾外翻及腳痛所困擾。腳趾無法整個貼地是導致疼痛的原因！

武井徹先生（化名）．68歲

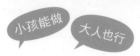

每一天

確實做「足趾伸展操」，

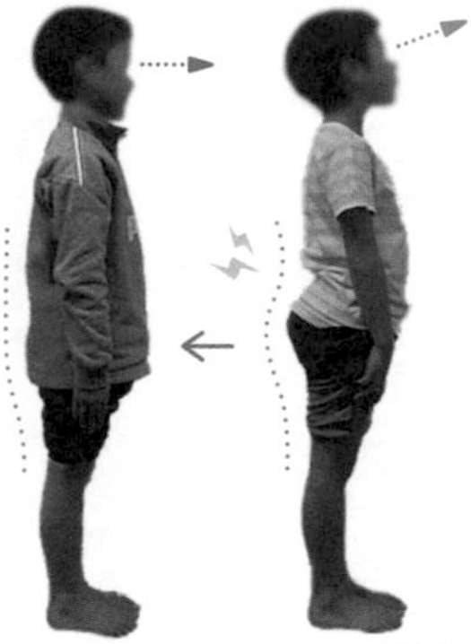
能夠筆直正視前方！

七歲的兒子有嚴重的「反弓腰」，頭老是往上抬，也常喊身體痛。矯正歪斜腳趾後，不再喊痛，臉也能正視前方！

小林雪乃女士（化名）・7歲男孩的母親

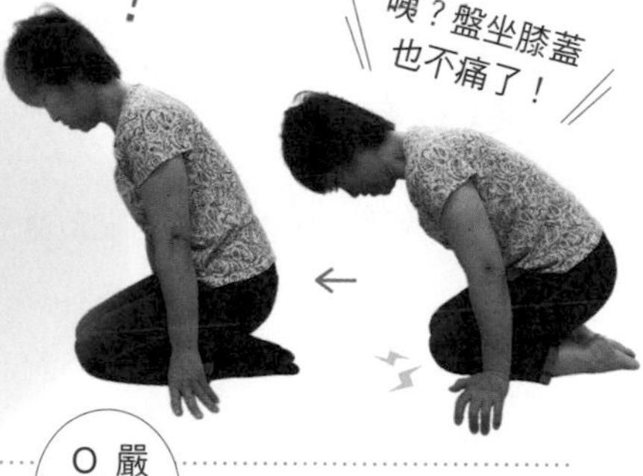
好痛……膝蓋痛到不能彎……
!
咦？盤坐膝蓋也不痛了！

我有膝蓋痛的困擾，膝蓋根本不能彎，更遑論盤坐了。抱著嘗試的心情做了腳趾伸展體操，情況漸漸有了改變，終於可以盤坐了。

小久保美樹女士（化名）・63歲

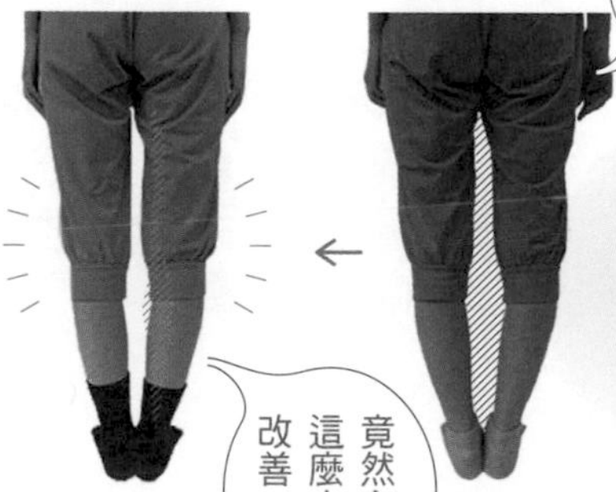
嚴重O型腿
臀部也變緊實！
竟然有了這麼大的改善！

雖然我是模特兒，卻有O型腿問題。到今井醫生的診所看診，告訴我每天花5分鐘做腳趾伸展體操。很神奇地，雙腳竟然並攏，O型腿不見了！

高野彩香小姐（化名）・26歲

為什麼伸展腳趾，身體就能充滿元氣呢？

因為腳趾伸直，就能筆直站立。

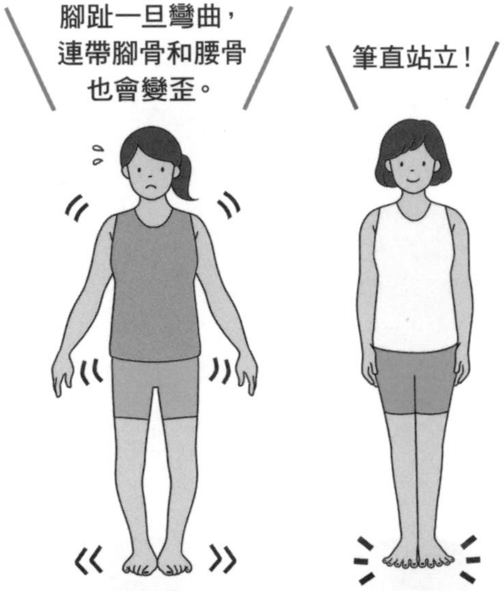
腳趾一旦彎曲，
連帶腳骨和腰骨
也會變歪。
筆直站立！

腳趾彎曲，
趾間沒有空隙，
站姿就不穩。

腳的接地面
夠大，站姿
才能安穩。

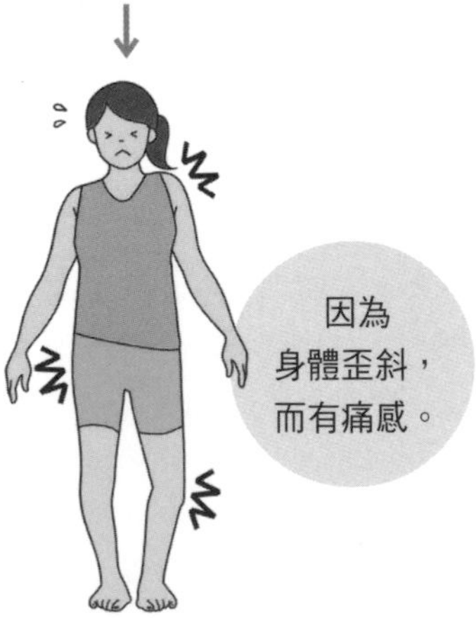
因為
身體歪斜，
而有痛感。

人類原本是「打赤腳」生活的。當時，腳趾頭可以自由活動與伸展。後來變成穿鞋子、襪子，將雙腳層層包覆，限制活動空間，於是腳趾就日漸彎曲。

身體不歪斜，能夠筆直站立，身體也不會疼痛。

＼正確漂亮的姿勢／

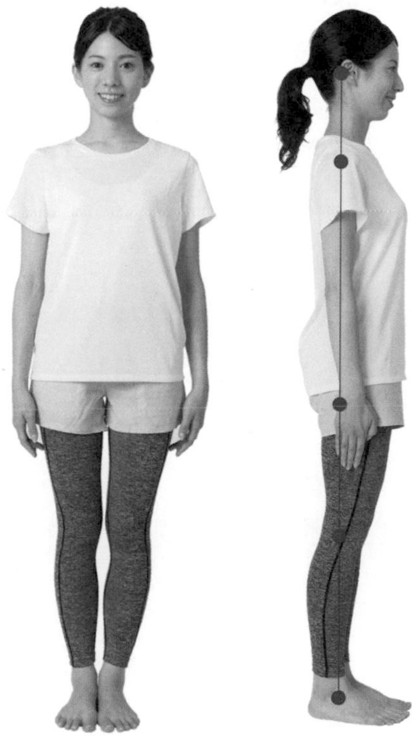

／腳和腰都挺直＼

身體一歪，就會到處疼痛。腳趾伸展後，不僅可以筆直站立，還能重拾「握力」、「跳躍力」、「柔軟度」、「背肌肌力」等身體原本所擁有的各種能力。

你的腳趾是伸展狀態嗎？還是歪了？快來檢視看看。

檢測！

你的「腳趾」歪了嗎？

請脫下鞋子和襪子，完全裸足，觀察你的腳趾，是什麼形狀呢？

理想型

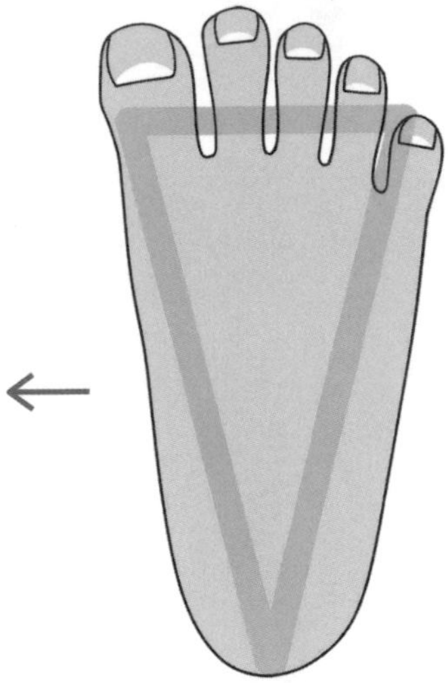

小趾和大拇趾
都是張開的

“外擴型”

這是理想的「外擴型腳」。腳充分使用原有的功能。這就是剛出生的嬰兒腳型。

即使是危險狀態，也不必太擔心。
只要學會人人都能輕鬆辦到的「足趾操」，腳趾就能恢復原狀。

危險狀態

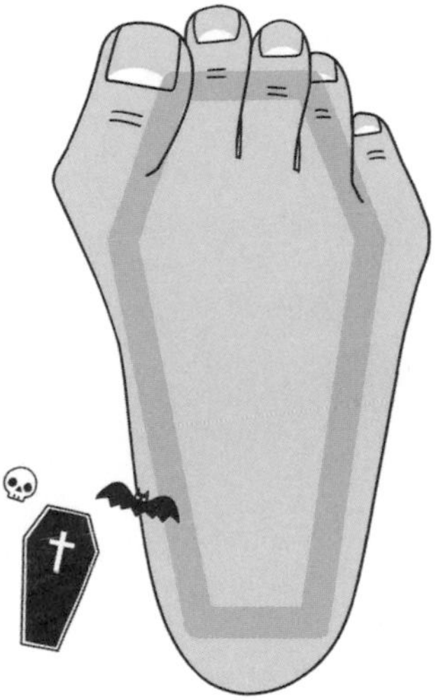

**小趾和大拇趾
全都往內彎**

“棺材型”

小趾和大拇趾都往內側彎靠的話，那就糟了！這種情況就是「棺材型腳」，最後演變為無法行走的機率很高。

黃色警示

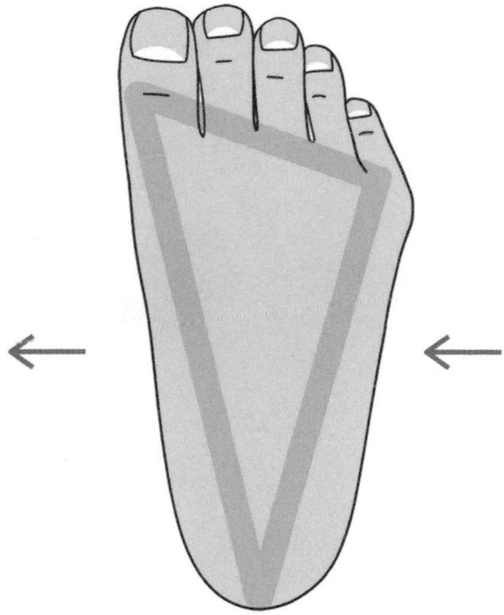

小趾往內彎

“三角型”

你是否小趾彎曲，小趾無力倒向一邊，腳趾甲面積變小？如果是，表示你現在處於黃色警示狀況。腳趾已經歪了，變成「三角型腳」。

挑戰「足趾伸展操」吧

一天只須花3分鐘伸展腳趾頭，「足趾伸展操」就是這麼簡單！

STEP 1

坐在地板上，
一隻腳擺在大腿上面。

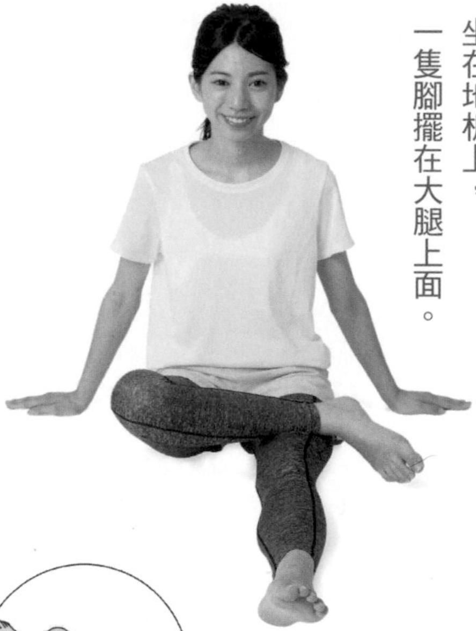

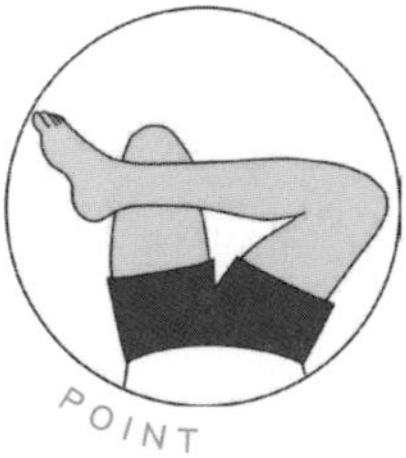

POINT

腳一定要確實放在大腿上。

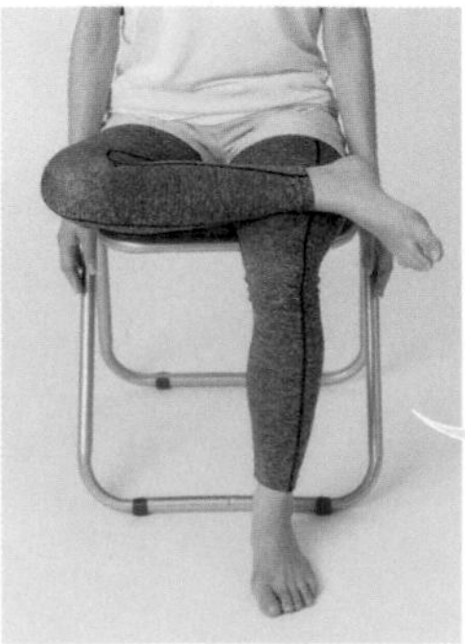

坐椅子也OK！

掃描 OR-Code，
就能觀賞影片。

STEP2

相反邊的手指伸入腳趾之間（如果是右腳，就是左手），輕握腳趾。

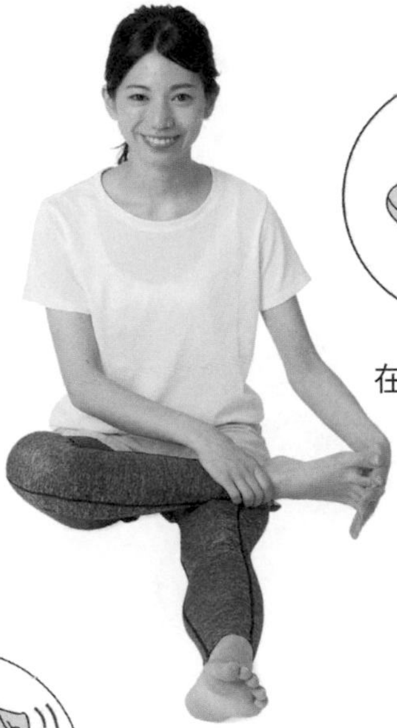

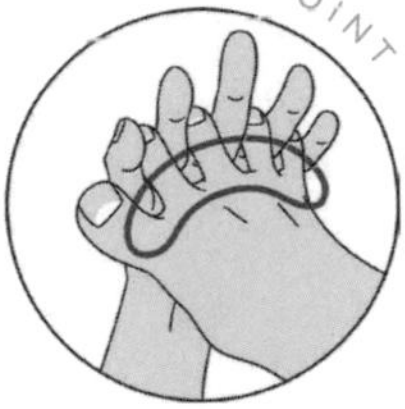

在腳趾根部撐出縫隙。

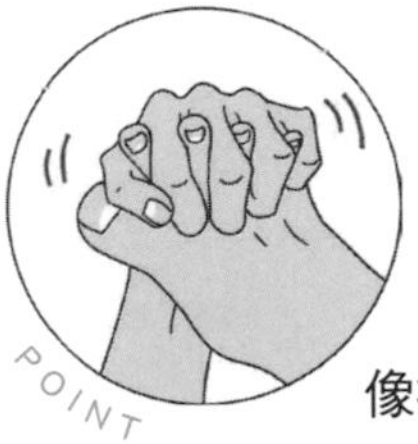

像握雞蛋，輕輕抓握。

這樣不對！

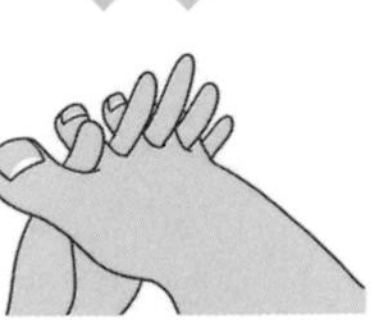

握腳趾時，手指根部沒有完全伸入！

這樣不對！

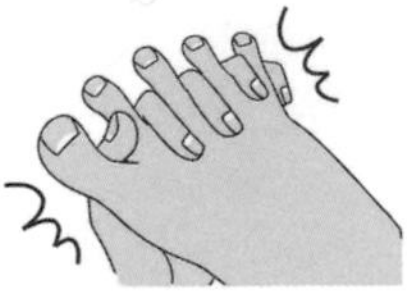

手指沒有完全伸入至腳趾根部！

STEP 3

輕柔地伸展整個腳底，
維持五秒鐘。

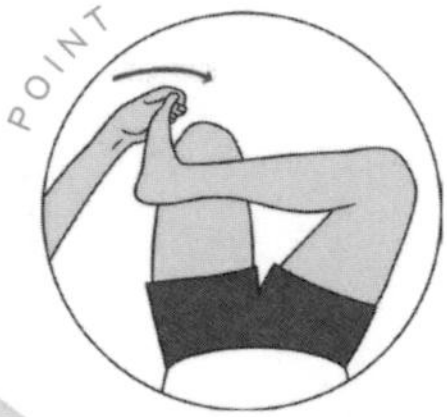

慢慢地拉展腳底。
腳趾呈三十度彎曲
就可。

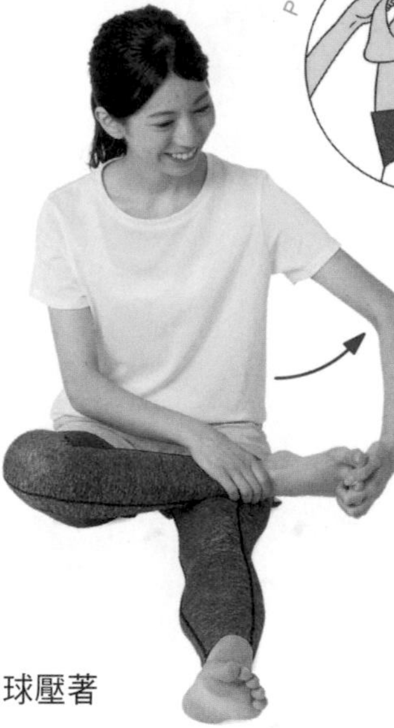

手腕不動，感覺
是腋下在張開，
伸展腳底。

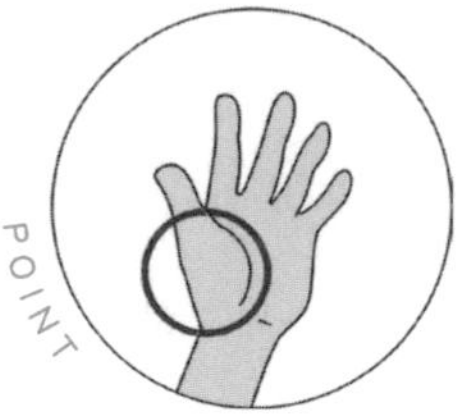

手的大拇指肉球壓著
腳的大拇趾。

這樣不對！

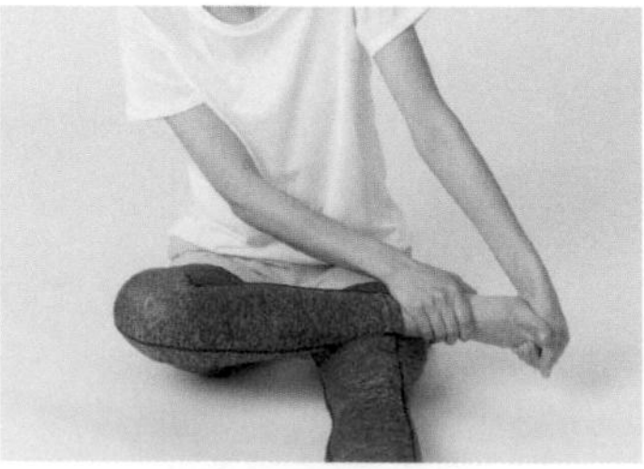

只是扭轉，沒有出力彎曲！

這樣不對！

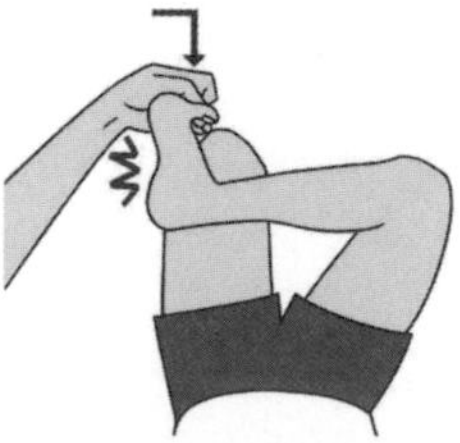

不要用力拉展，腳趾彎曲角度不能
超過九十度！（這樣肌肉會緊張而
僵硬，變成反效果！）

STEP4

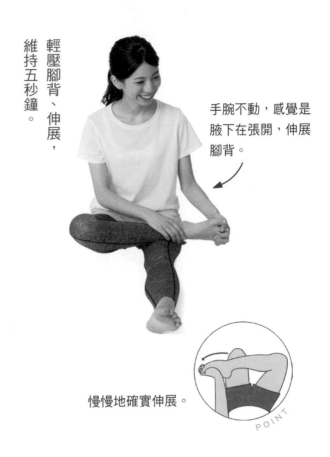

輕壓腳背、伸展，維持五秒鐘。

手腕不動，感覺是腋下在張開，伸展腳背。

慢慢地確實伸展。

交互 STEP3 和 STEP4 的動作，再換腳做。
兩隻腳大約共伸展三分鐘（反覆做十五～二十次）。

挑戰看看吧！

「足趾伸展操」只做十秒，就有驚人效果！

體驗者嘗試只伸展腳趾十秒，身體會有什麼樣的變化。

「足趾操」體驗者感言 1

石母田克美女士（71歲）的煩惱

- ▼大拇趾外翻。
- ▼坐骨神經痛。
- ▼去髮廊躺著洗頭，腰痛到起不了身。

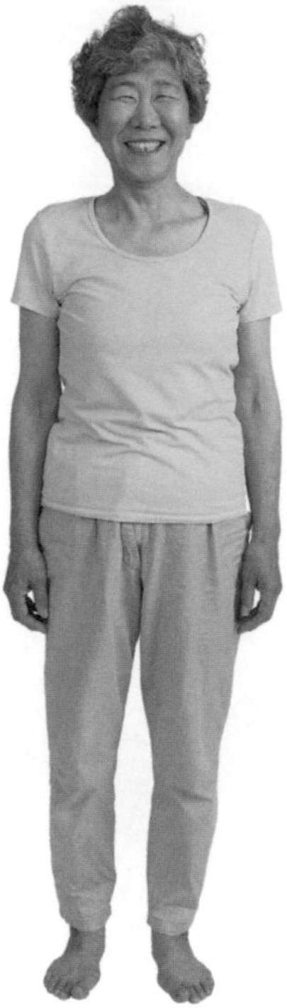

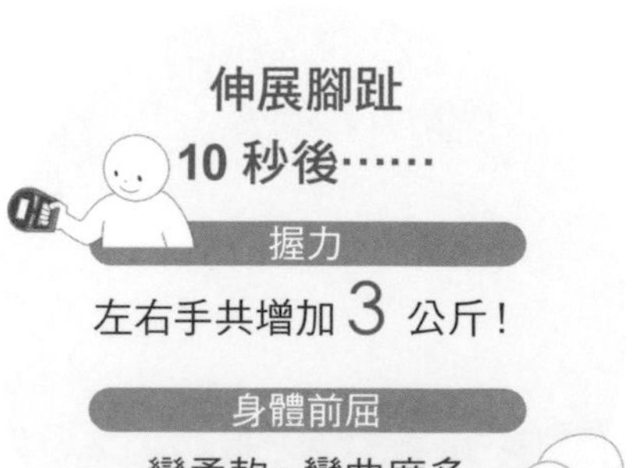

伸展腳趾
10 秒後……
握力
左右手共增加 3 公斤！
身體前屈
變柔軟，彎曲度多
1 公分！

腳趾伸展以後……

背脊伸直，可以輕鬆提握重物！

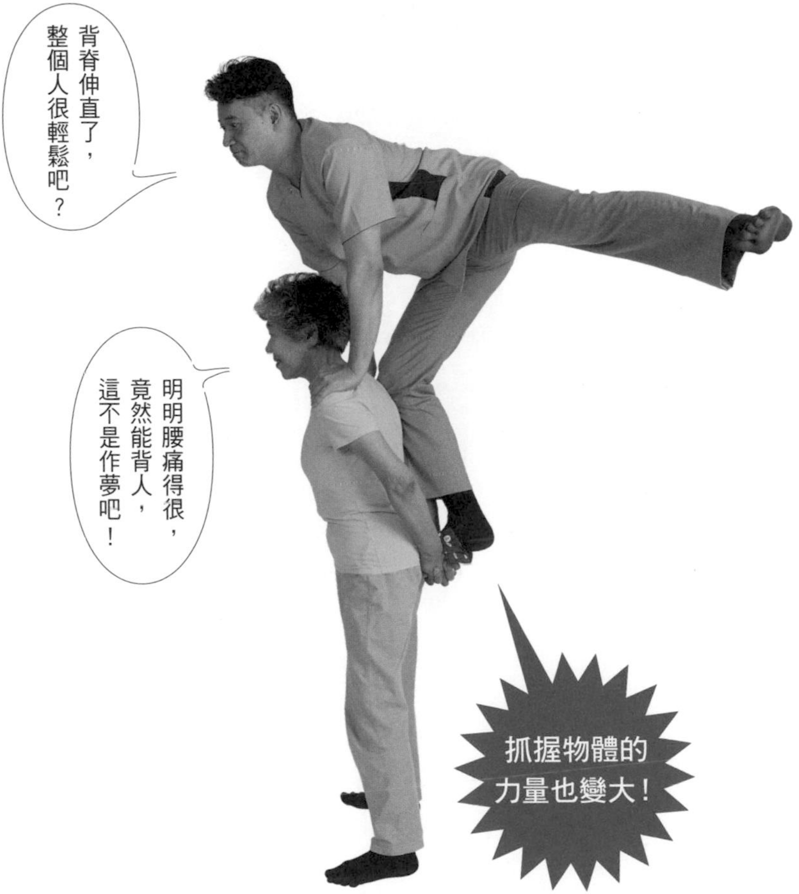
背脊伸直了，
整個人很輕鬆吧？
明明腰痛得很，
竟然能背人，
這不是作夢吧！
抓握物體的
力量也變大！

持續做「足趾操」

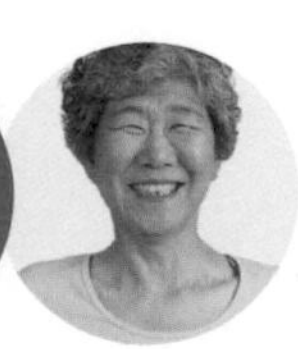

現在我的腳和腰都不會痛了！很開心每天都很有活力，且活動自如，現在依舊每週一天或兩天做肌肉伸展操和跳爵士舞，每次是兩個小時。

「足趾操」體驗者感言2

小野里絹女士（79歲）的煩惱

▼三年前從車站樓梯跌落，好幾天不能走路。

▼一走動膝蓋就痛。

▼感覺膝蓋後側是突出的。

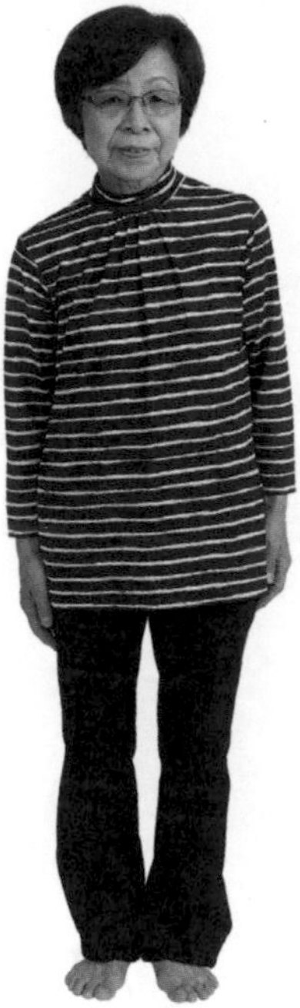

伸展腳趾10秒後……

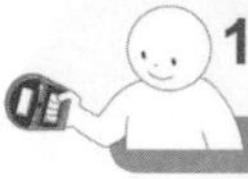

握力

左右手共增加1公斤！

身體前屈

變柔軟，彎曲度多4公分！

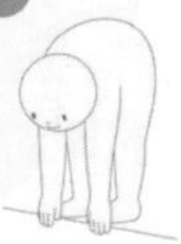

腳趾伸展以後……

腳力和腰力回春，重拾身體原本具備的力量！

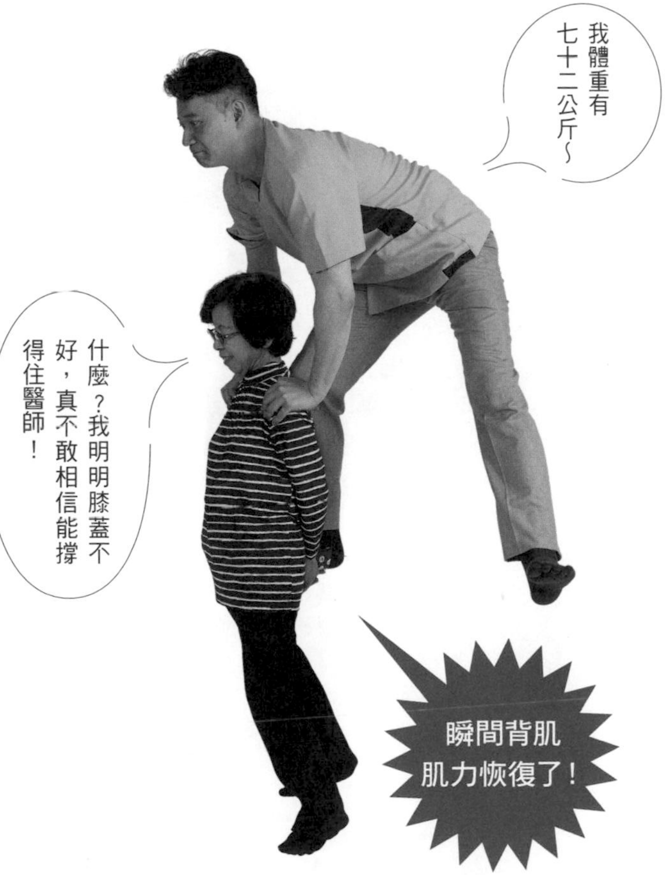
我體重有七十二公斤~
什麼？我明明膝蓋不好，真不敢相信能撐得住醫師！
瞬間背肌肌力恢復了！

持續做「足趾操」

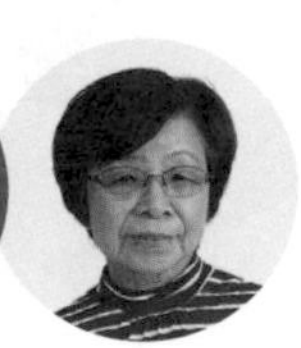

膝蓋痛不再來，走路變輕盈、輕鬆。
我現在也持續有在工作！
從家裡走路十分鐘到車站，搭乘電車通勤上班。
朋友都說：「妳走路速度好快喔！」

還有很多案例

確實感受「足趾操」的效果！

體驗者實際嘗試，十秒鐘「足趾操」能讓身體哪方面的能力提升？

村越大將先生（38歲）

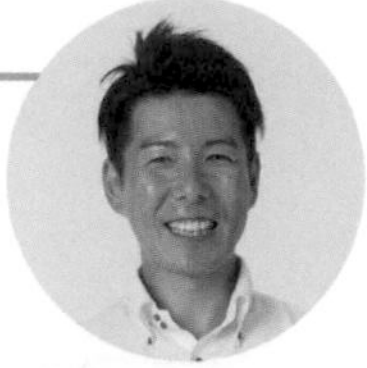

▶我是業務部門職員，每天都要搬運重物，導致膝蓋痛。我喜歡踢足球，卻因為膝蓋痛害我無法全心全意踢球，真的很傷腦筋。

「足趾操」
讓背肌肌力大增！

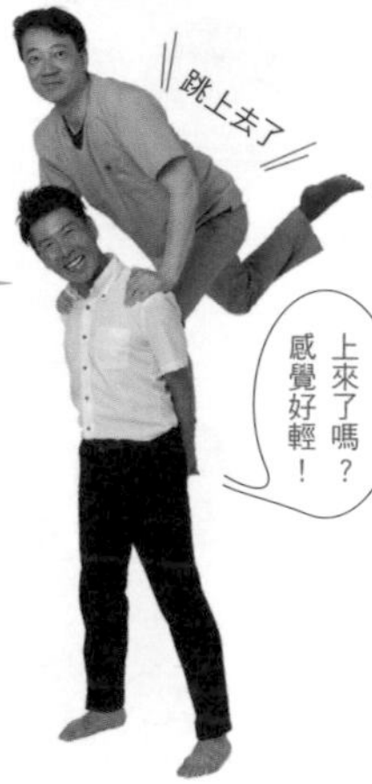
跳上去了
上來了嗎？感覺好輕！

感想

只是嘗試一下「足趾操」，想不到身體的平衡感變好，不再搖晃。還能輕鬆背起今井醫生，背的時候完全沒有感覺醫生已靠在我的背上。真的太神奇了。

大西啟之先生（55歲）

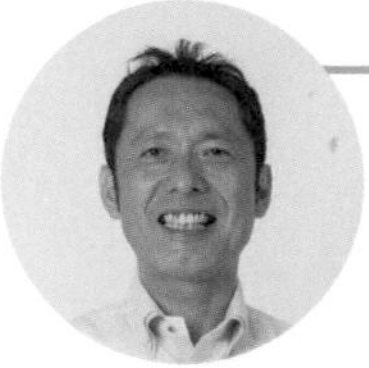

▶一整天盯著電腦螢幕看，頸部和雙肩僵硬如石頭。市售枕頭都不好睡，老是讓我痛得無法入眠。

「足趾操」
強化軀體安定！

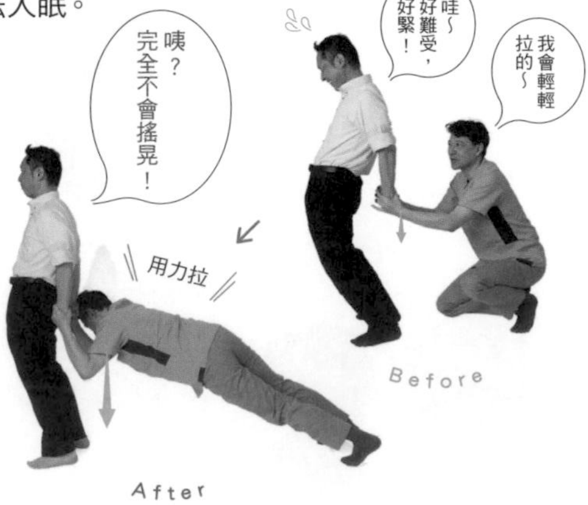
我會輕輕拉的～
哇～好難受，好緊！
Before
咦？完全不會搖晃！
用力拉
After

感想

做了「足趾操」後，就算身體被用力拉扯，依舊可以站得很穩，完全感覺不到重量！

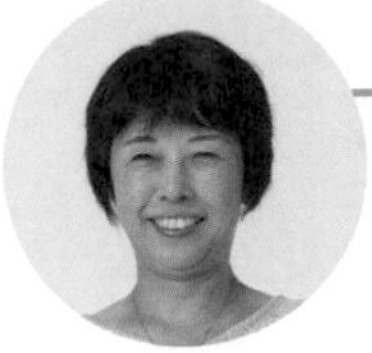

能登惠子女士（51歲）

▶長年辦公桌生涯，一直為慢性腰痛所苦。水腫問題也很嚴重。

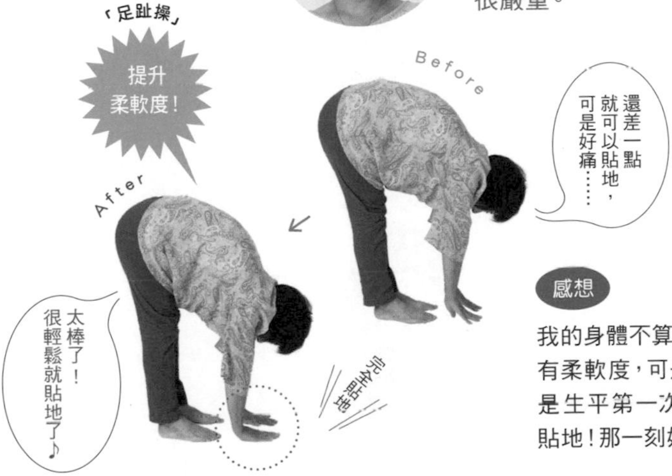
「足趾操」
提升
柔軟度！
Before
還差一點就可以貼地，可是好痛……
After
太棒了！很輕鬆就貼地了♪
完全貼地

感想

我的身體不算僵硬，算是有柔軟度，可是，這次卻是生平第一次手能整個貼地！那一刻好感動！

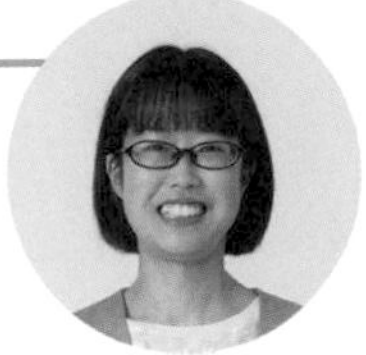

三瓶真實女士（35歲）

▶我是每天忍著腳底雞眼的痛，天天在外奔波的業務員。還有腰痛和腳麻問題，每個月都要去整脊。

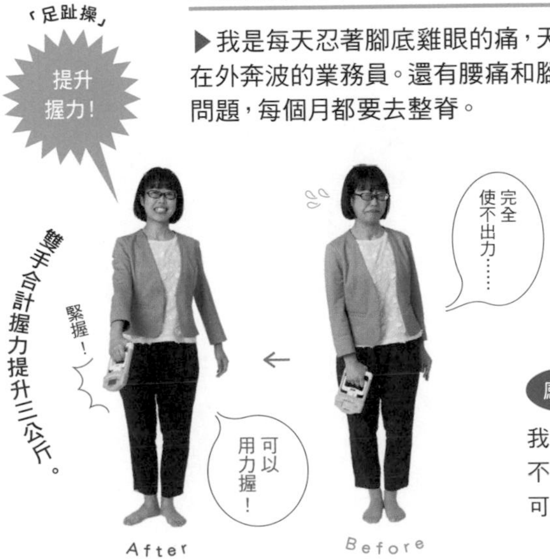
「足趾操」
提升
握力！
雙手合計握力提升三公斤。
緊握！
可以用力握！
完全使不出力……
After
Before

感想

我的握力差，很怕提東西。不過，做了足趾操後，好像可以輕鬆提起重物了！

「足趾操」改善全身不適症狀！

偏頭痛

顳顎關節症候群
咬合
頸椎僵直

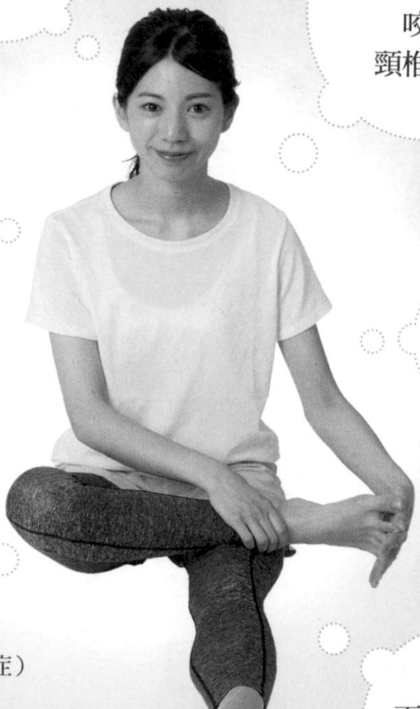

肩膀僵硬
駝背

懼冷症
失眠

腰痛
（椎間盤突出、椎管狹窄症）
膝蓋痛

O型腿
下肢靜脈瘤
腳浮腫、腳麻

大拇趾外翻
小趾內翻

序　我是內科醫生，卻診察「腳趾」的理由

幾乎沒有人在感覺身體疼痛時，「第一個念頭」就是來找我看病。

怎麼會這樣？你一定也嚇一跳，我明明是教人如何消除疼痛書籍的作者，怎麼大家在感覺身體疼痛時，不是第一個就想到我呢？

很高興認識大家。

我是在日本福岡執醫的內科醫生——今井一彰。

我的診所每天都有身體嚴重歪斜、疼痛持續惡化的患者來看診。問題嚴重者不在少數。

多數患者在症狀輕微時，是去其他醫院看診，直到未見改善，「醫生也束手無策」的時候，才會想到要找我。

「掛了知名骨科醫師的診，但完全不見好轉。」
「每次去看病，就只是打針而已。我的痛到底何時能治好？」
「其他醫院都勸我動大手術，可是我很怕，總覺得很不安……」

常有病人這樣向我訴苦。
不知道從什麼時候開始，我的診所變成了「疼痛驅趕寺」。

我原本是內科醫生，會變成足腰診察專科，這是有原因的。
在診所看診時，常有病人訴苦：「我的腳狀況很差，無法走路。」、「腰痛嚴重，都不敢出門旅遊。」許多人都有腳部或腰部的問題。

每次聽到患者訴苦，心裡就會想：「人一旦移動自由受到限制，精神上也會痛苦難受吧！」

我在十九歲時，因參加社團活動弄傷了膝內側副韌帶，當時做了關節內視鏡手術，一個月都無法行動。

當時因為年輕，雖然很痛，但還是忍痛努力復健，做肌肉伸展操，可是，如果是高齡患者，真的不曉得會是什麼樣的情況。

當我在為這樣的患者擔憂的時候，有一天某位熟識的幼稚園老師帶了好幾百位「幼童腳型」的資料來，對我說：「這些幼童的腳有了異常的變化！」她來向我求救，她說這些腳型變形的孩子們常會跌倒，而且跳躍能力差，跑不快，她很想幫他們。

我是一名內科醫生，這對我而言真是一大「難題」。

這些跳不高、跑不快的孩子們。

還有，為腳痛、腰痛所苦的大人們。

有沒有一個最簡單的足部保健方法，不管是體虛孱弱的老人家或年幼的孩子，每個人都可以輕鬆學會，讓雙腳恢復活力呢？

我一定要想出這個辦法！就在這股強烈的意識推動下，跟幼稚園合作，歷經多次的嘗試錯誤，終於開發出這個「足趾操」。

足趾操是非常簡單的伸展運動，只要張開、伸展腳趾即可，不論男女老幼，任何人都能輕鬆學會。

就如本書封底照片，身體孱弱的女性也能輕鬆背起體重七十二公斤的我，因為在做完足趾操後，「那一刻」身體有了變化。

不過，因為人體本來就具備想馬上恢復原狀的意識型態，所以希望大家每天花個幾分鐘做做簡單體操，讓身體永遠保持在「最佳狀態」。

到目前為止找我診治的人數大約有一萬人，而且每個人的身體都有了良好的改變與改善。

連被醫生告知必須動椎間盤突出手術的人、沒有拐杖無法行走的人、腳痛到無法自行步行十公尺的人，在走出我的診所的時候，每個人都變得神采奕奕，用自己的雙腳走回家。

人體本來就具備筆直站立的能力。

如果腳痛或腰痛，只要恢復原態就好。

不論變好或變壞，要改變身體本來就是簡單的事。

我殷切希望大家每天都做「足趾操」，讓身體保持理想狀態，就算只是多一個人有所改變，期許大家一生都能健康行走的心願永遠不會改變。

今井一彰

目錄

腳齡和腰齡重返二十歲 足趾伸展

第1章 檢測一下你的腳趾是否呈伸展狀態！

第2章

為什麼腳趾歪了，就無法走路？

第3章

「足趾操」腳趾慢慢伸展了！

第4章 「足趾操」健康全身！肩、腰和膝蓋都能恢復健康！

第5章

「伸展腳趾走路運動」加強伸展腳趾！

第6章 請告訴我！關於腳及走路的Q＆A

鞋子

實踐篇

從今天開始做足趾操！「足趾操」進行程序

STAFF

內文設計——鈴木大輔、仲條世菜（Soul Design）
內文插畫——伊藤勝廣
內文圖版——石山沙蘭
內文排版——野中賢（System Tank）
模特兒——伊藤聖夏
髮妝設計——佐藤亞里沙（GiGGLE）
攝影——吉成大輔
編輯協力——大西美貴
校對——加藤義廣（小柳商店）

第1章

檢測一下你的腳趾是否呈伸展狀態！

小趾的趾甲、腳趾的活動……腳趾變形有跡可尋

本書一開始簡單說明了腳趾的重要性，不過，各位應該也看得出來腳趾變形的原因在「趾甲」。

不少女性的小趾趾甲小，容易皸裂。

這並不是先天導致，因為鞋子或襪子壓迫著趾甲，使得血液循環變差，養分無法送達趾甲所致。

當歪斜腳趾獲得矯正，變成連小趾也完全正常伸展的狀態，趾甲就會新生，這就是最佳證明。連原本顏色白濁的厚趾甲也會變成粉紅色薄趾甲。

也有例子證實，只要讓腳趾完全展開，趾甲香港腳的情況也有所改善。

就像當我們長時間維持同一個姿勢後，要換另一個姿勢時，動作就會變得不靈活一樣，如果腳趾一整天都塞在鞋子裡，腳趾動作也會不靈活。

現在有許多小孩子不能蹲，無法踮起腳尖，我認為跟腳趾功能變差有關。

你的腳趾是否完全展開呢？彎曲腳趾時，能彎曲到第三關節嗎？

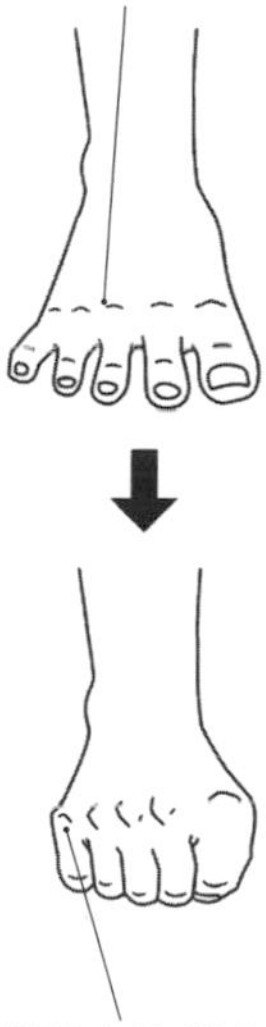

腳趾完全彎曲時，在小趾根部會有第三關節浮起。

如果大拇趾無法前後移動，腳趾無法做出剪刀、石頭、步的姿勢，無法單腳站立，表示你的腳趾肌肉正在衰退中。

一旦像這樣腳趾歪斜的話，身體各部位應該都出現「腳趾歪斜中」的徵兆。

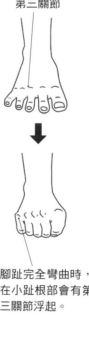

你是未來的被照顧者預備軍？現在馬上觀察你的腳！

想要一輩子能用自己的雙腳行走，肌力與體力是重要的兩個關鍵元素。擁有「健走腳趾」更是建立兩大關鍵元素的先決條件。

本書P10～P11的腳型檢測單元中，如果你的檢測結果是「棺材型腳」，那真的太糟糕了。**比起運動或肌力訓練，你現在的首要之務是恢復腳趾原有的形狀，趕快讓腳趾完全展開**。

請先參考下一頁的「檢測表」。做完測驗，計分以後，就能知道你是健康腳，還是處於黃色警示狀態或是衰弱狀態。

衰弱狀態的英文是「frail」，是最近暴紅的名詞，意思是指老化的衰弱狀態，也就是要成為被看護對象的前一階段狀態。

人一旦無法行走，當然需要被照護，所以必須在演變為這種情況前加以阻止。因此，先從恢復「腳趾」健康開始吧！

Check!

你的腳可以「一輩子健康行走」嗎？

- □ 從上面往下看，看不到所有腳趾的趾甲。
- □ 小趾朝外側傾垂（看不到小趾趾甲的正面）。
- □ 小趾朝無名趾靠攏，緊貼著無名趾。
- □ 站著時，腳趾與地面之間的縫隙可以塞進一張紙。
- □ 大拇趾朝小趾方向靠攏。
- □ 大拇趾根部關節凸出，會痛，還會頂著鞋子。
- □ 沒有足弓，足弓淺（扁平足）。
- □ 趾甲總是剪得太深（看得見腳趾肉）。
- □ 趾甲嵌進肉裡，有捲趾甲困擾。
- □ 小趾趾甲很小，還皸裂。
- □ 腳趾無法做出剪刀、石頭、布的姿勢。
- □ 在家裡都穿拖鞋。
- □ 夏天常穿海灘涼鞋。
- □ 為了健康常穿木屐、草鞋。
- □ 襪子不是五趾襪，而是筒形襪（五根腳趾沒有分開）。
- □ 每天一到晚上，雙腳就會水腫。
- □ 為了驅寒保暖，會穿好幾雙襪子。
- □ 經常跌倒或扭到腳。
- □ 覺得自己走路很慢。
- □ 討厭走路或不太喜歡爬樓梯。

7分以下的人→**A**
8分～14分的人→**B**
15分以上的人→**C**

A類型…你擁有健康的腳趾！好好維持現在的好習慣，不要讓分數變多。

B類型…你現在處於黃色警示狀態！再不讓腳趾完全伸展，就會走進棺材型腳之列。

C類型…衰弱腳狀態（被看護預備軍）！你現在很有可能就是棺材型腳，已經無法行走了！

處於黃色警示的腳趾狀態！

以下狀況只要符合一項，表示你的腳趾狀況正在惡化，朝著「棺材型腳」邁進，可能已經無法行走了。快從今天開始實施改善對策吧！

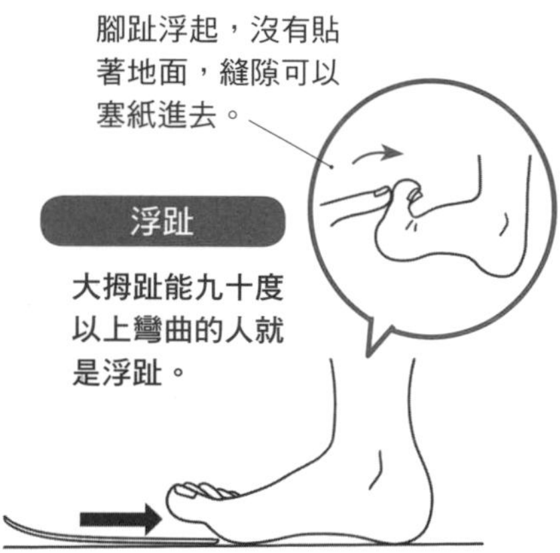
腳趾浮起，沒有貼著地面，縫隙可以塞紙進去。
浮趾
大拇趾能九十度以上彎曲的人就是浮趾。

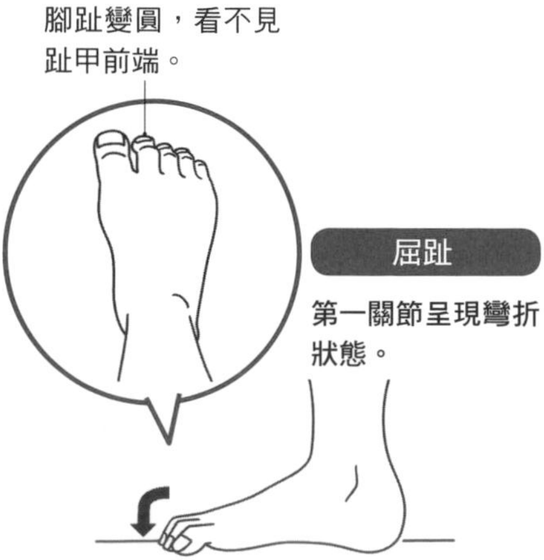
腳趾變圓，看不見趾甲前端。
屈趾
第一關節呈現彎折狀態。

大拇趾外翻・小趾內翻

大拇趾、小趾朝內側傾靠的「棺材型腳」。

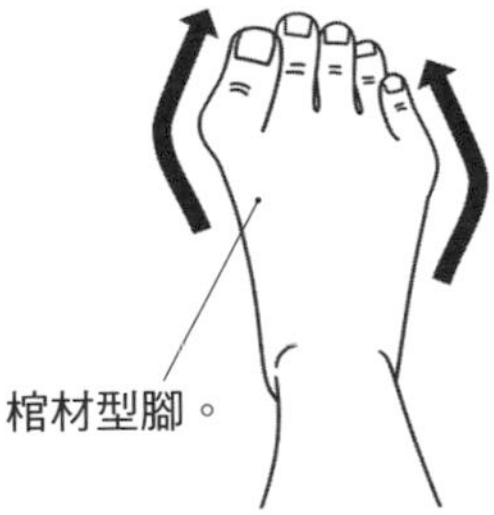
棺材型腳。

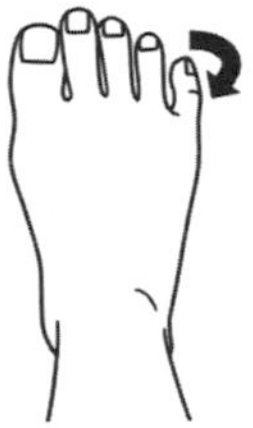

側偏趾

腳趾往側邊傾倒，趾甲朝外側。這種現象常發生在小趾部位。

寬扁足

因為側足弓下陷，導致腳型變寬扁。

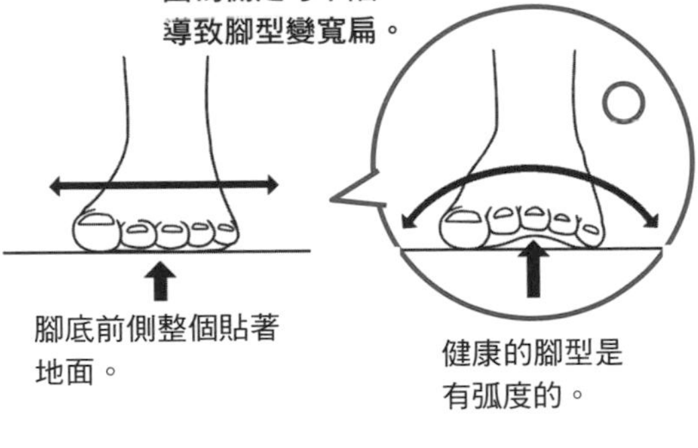
腳底前側整個貼著地面。
健康的腳型是有弧度的。

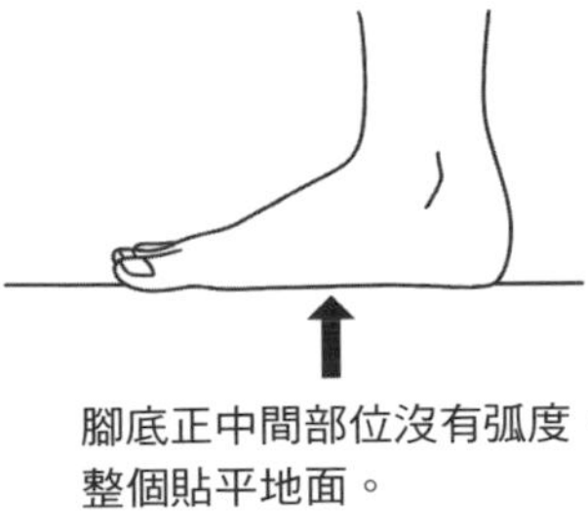
腳底正中間部位沒有弧度，整個貼平地面。

扁平足

沒有足弓，腳底是平面狀。

鞋子的摺痕和歪斜情況，也許就是徵兆？

鞋子的摺痕或腳後跟部位的削磨現象，搞不好就是在提醒你腳已經開始變形的徵兆。如果像左頁的圖說，**摺痕是斜線的話，這可是危險警訊**。

當你觀察平日穿的鞋子，發現兩隻鞋子擺在一起，鞋面出現「八字」形摺痕的話，很有可能你是小趾內翻，雙腳是O型腿。拇趾外翻也會出現這樣的摺痕。經常扭到腳的人多數是小趾內翻的O型腿。

相反地，如果出現「V字」形摺痕，就是內八的X型腿。

觀察左右腳的鞋子，如果發現摺痕清楚，腳後跟部位削磨傾斜嚴重的話，表示你的身體正在承受這些不平均的重力。

鞋底幾乎斜磨到平的話，就是身體歪斜的證據。這種情況下每當你走一步路，就會帶給身體沉重的負擔。

健康腳趾者的鞋與腳

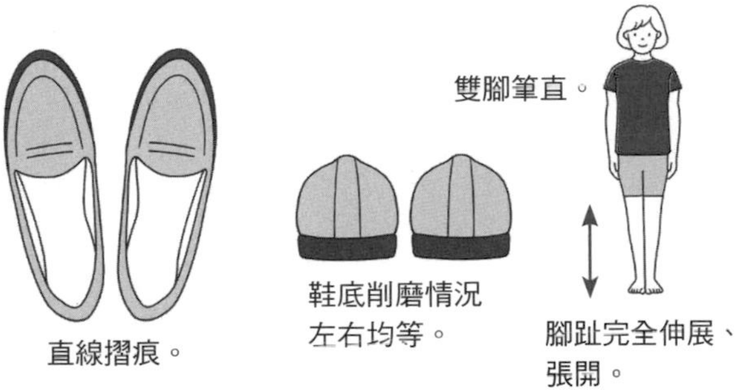
雙腳筆直。
鞋底削磨情況
左右均等。
直線摺痕。
腳趾完全伸展、
張開。

外八O型腿者的鞋與腳

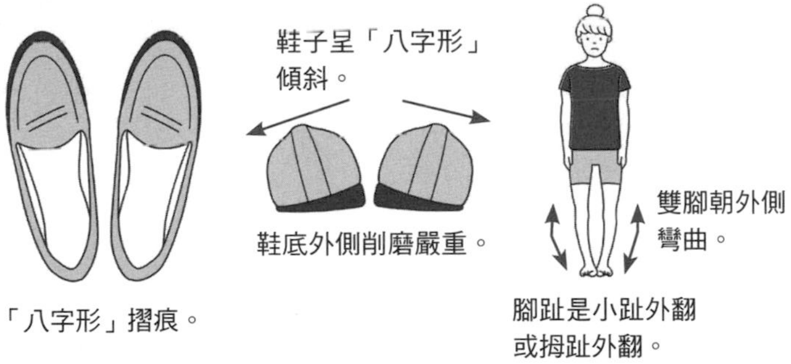
鞋子呈「八字形」
傾斜。
鞋底外側削磨嚴重。
雙腳朝外側
彎曲。
「八字形」摺痕。
腳趾是小趾外翻
或拇趾外翻。

內八X型腿者的鞋與腳

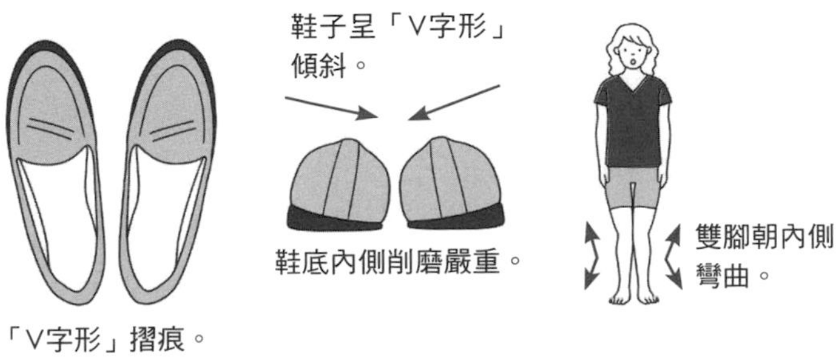
鞋子呈「V字形」
傾斜。
鞋底內側削磨嚴重。
雙腳朝內側
彎曲。
「V字形」摺痕。

你的站姿穩定嗎？檢查雙腳支撐力！

腳趾無法完全伸展的人不僅姿勢不佳，雙腳平衡感也差，常常站不穩。搭車時，如果沒有抓拉環身體就會搖晃的人，一定要多加小心。

透過本書 P20（照片下方）實驗介紹的「平衡感檢測」就可以知道你的腳趾是否完全伸展，小趾是否扮演好支撐的功能。

這個測驗請兩人一組來做。

如果你的小趾正常，腳趾完全伸展，不管年紀多大，你都可以充滿活力地張開雙腿行走。

本書一開始所介紹的每位實驗者在做過足趾操後，身體歪斜感消失，雙腳能夠有力地張開站立，而且背得動體重超過七十公斤的我。

大家來做平衡感檢測吧！

雙腳後張力道檢測

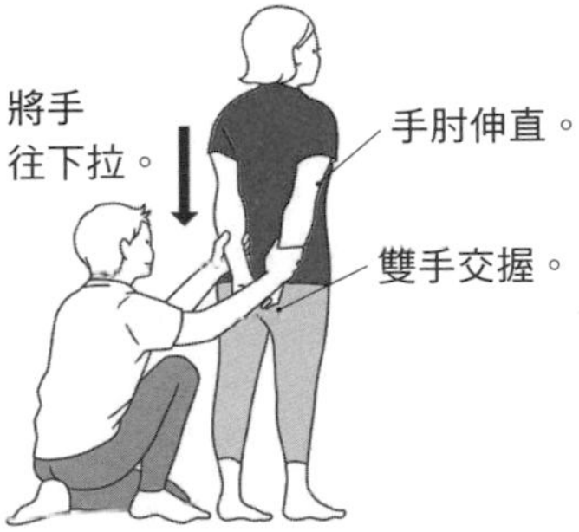
將手
往下拉。
手肘伸直。
雙手交握。

雙腳張開與
肩幅同寬。

雙腳前張力道檢測

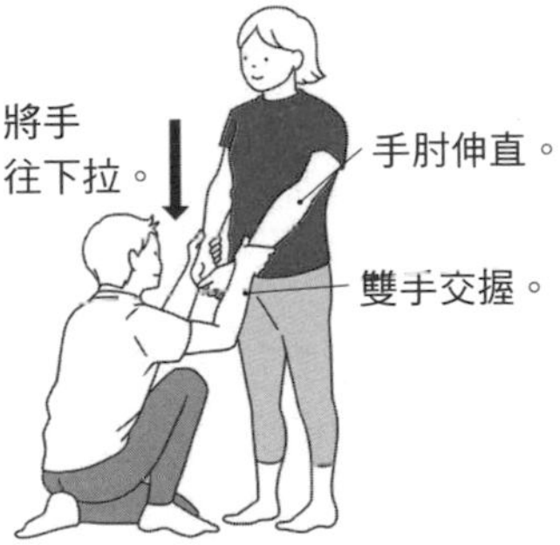
將手
往下拉。
手肘伸直。
雙手交握。

雙腳張開與
肩幅同寬。

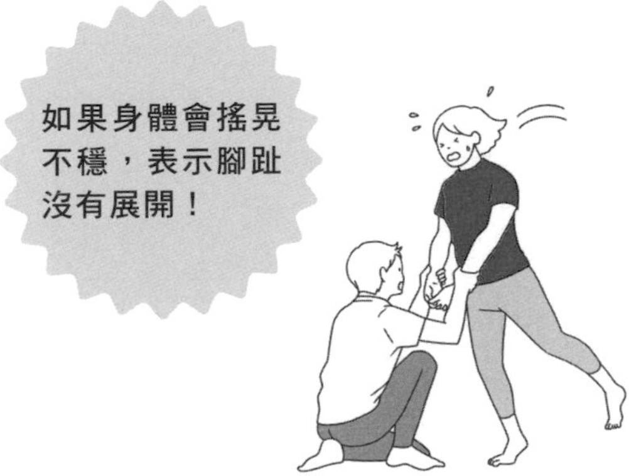
如果身體會搖晃
不穩，表示腳趾
沒有展開！

掃描QR CODE，
可觀賞影片。

＼　挑戰看看01　／

你的身體是不是歪了？

腳踏地測驗

「我的身體是不是歪掉了？」

為了擔心的你，安排了「踏步測驗」，可以簡單檢測自己的身體是否歪掉了。

請閉上眼睛依照左頁的順序來踏步，結束時張開眼睛，確認自己所站的位置，是否站在開始的原地呢？

如果你的腳站在與開始記號有所偏離的位置，表示你的身體軸幹歪了，平衡感極差。

接下來請先做「足趾伸展操」，再來檢測看看。

這時候身體的搖晃感應該有減輕，就算持續踏步，也都能站在開始的位置。

只要耐心持續地做「足趾伸展操」和「伸展腳趾走路運動」（參考第五章），就能喚醒身體「零歪斜平衡狀態」的記憶。

我曾在演講時，要求大家做這個踏步檢測，結果竟然多數聽眾張開眼睛時，都偏離了原本的開始位置，這個現象讓我大感震驚。於是當場要求大家做「足趾伸展操」，大家的搖晃偏離現象大幅改善，讓我再一次體認到「足趾伸展操」的神奇效果。現場是一陣歡聲雷動。

長短腳（左右腳長度不一致）的人會有腳趾歪斜的現象。然後就在不知不覺中，腳趾歪斜的不良影響傳達至全身。

透過踏步測驗檢測「身體歪斜程度」

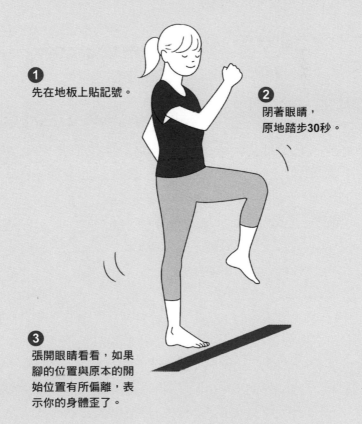

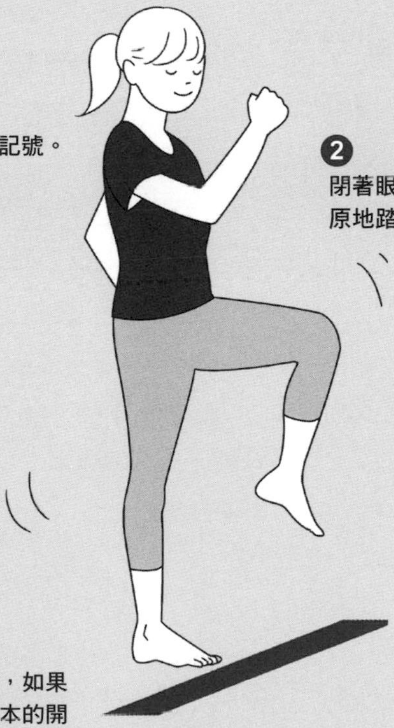
❶
先在地板上貼記號。
❷
閉著眼睛，
原地踏步30秒。
❸
張開眼睛看看，如果
腳的位置與原本的開
始位置有所偏離，表
示你的身體歪了。

＼ 專欄 01 ／

王室成員也因為腳的問題而困擾

根據我到目前為止的臨床經驗，我可以斬釘截鐵地說，每位成年人都有腳方面的問題。即使是健壯的男性，為歪斜腳趾、雙腳冰冷等問題所苦的人也不在少數。

就連皇室成員也躲不開這個問題。在時尚界有個影片成為熱門焦點。這個影片的主角就是很受歡迎的英國凱薩琳王妃。

在影片中，照到了凱薩琳王妃的腳，她可能覺得累，而把高跟鞋脫了。這樣的行為當然有問題，因為大家會認為「有失禮儀」。然後再仔細瞧她的腳尖，沒錯，因為穿絲襪的關係，清楚地發現她的腳趾嚴重「歪斜」。只是一件單純的脫鞋、穿鞋事件，就這樣被全世界的人議論紛紛，真的可憐。不過，或許因為是皇室成員，才會被這樣傳得沸沸揚揚吧！

如果長時間沒有活動腳趾，雙腳會水腫而覺得累，有時候還會發麻。一整天都穿著鞋子的文化界人士到了晚上脫掉鞋子時，腳趾應該變得僵硬，動彈不得了。

大家都認為高跟鞋不利足部健康，如果不得已要穿高跟鞋，至少要選購鐵心（shank）（註：置於鞋底中後段的金屬條狀物，強化鞋子腰部，避免扭轉）和腳後跟穩定器（heel counter）等部位做工堅固的款式。即使是親民價位的鞋款，也有精心製作的廠牌，在不給店家造成麻煩的情況下，請仔細檢查鞋子的腳後跟部位及扭接部位，請選擇不會讓腳趾無法伸展而變歪斜的優良鞋款。

第2章

為什麼腳趾歪了，就無法走路？

伸展的腳趾能確實支撐身體

「腳趾是支撐全身的地基」。

當腳趾完全伸展，就會完全與地面貼撐。

腳趾貼地面積夠大，就能產生張力，支撐沉重的上半身。

五個腳趾中，「小趾」的角色最重要，它是「安定」的關鍵。

基於構造的關係，腳關節有容易內傾的傾向（稱為外翻），相對地，膝蓋則容易朝外側偏移，這就是O型腿和膝蓋痛的導因。

在這樣的情況下，需要超級重要的「制動器」讓雙腳保持筆直，支撐身體不搖晃，總是被我們忽略、不起眼的「小趾」則扮演著這個重要的制動器功能。

只要小趾完全伸展，就能避免腳關節外翻。不僅能預防運動傷害，也能預防平常常動不動就扭到腳或受傷。

小趾完全伸展的狀態

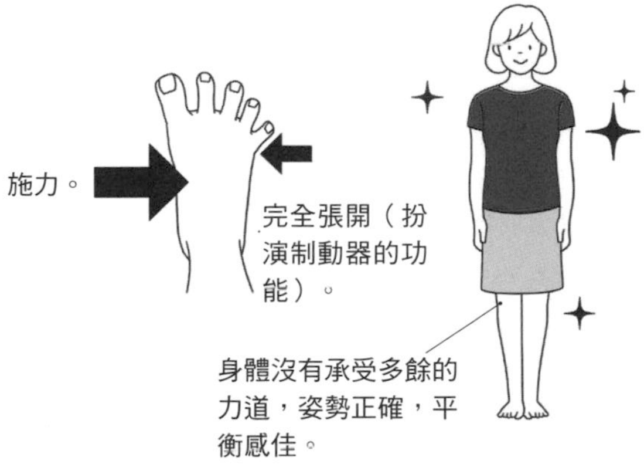
施力。
完全張開（扮演制動器的功能）。
身體沒有承受多餘的力道，姿勢正確，平衡感佳。

小趾傾倒・歪斜時

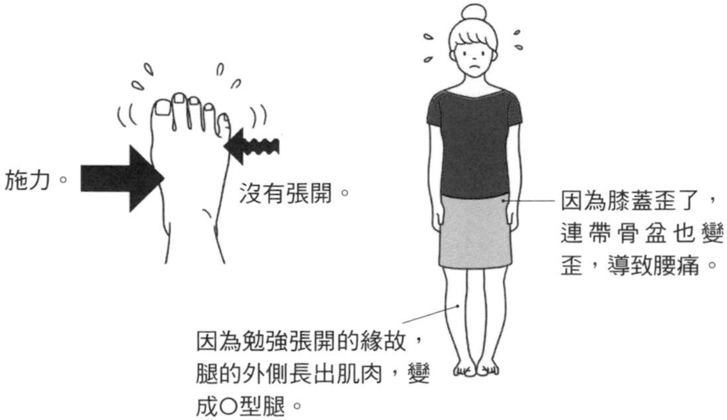
施力。
沒有張開。
因為膝蓋歪了，連帶骨盆也變歪，導致腰痛。
因為勉強張開的緣故，腿的外側長出肌肉，變成O型腿。

「小趾縫隙」是導致全身不適的原因

腳趾當中，小趾可以說是「幕後功臣」。

現在你的小趾狀態如何？

如果小趾朝內傾靠，這就是所謂的「小趾內翻」，這也是腳趾變形者最常見的症狀。

因足腰不適來診所看診的患者當中，有九成的人檢查出有小趾內翻的症狀。

大家可能對小趾內翻這個名詞不是很熟悉，不過，大拇趾朝內彎折的「拇趾外翻」的起因就是「小趾內翻」。換言之，「小趾內翻」就是腳趾整個變形的最原始徵兆。

認為「我的腳趾應該沒有那麼彎曲……」、「我的腳是不是很直？」心有疑慮的人，請趕快來檢測一下！請拿筆或尺擺在腳的外側。

如果小趾外側與筆或尺之間出現手指伸得進去的「0.5公分縫隙」，就是「小趾內翻」。

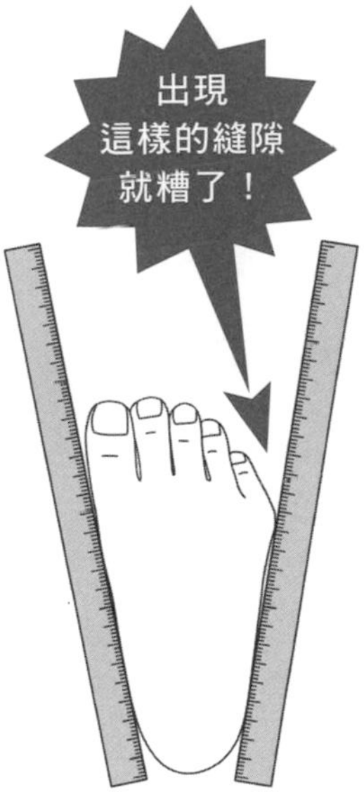

出現縫隙，就是整個腳趾開始變形的徵兆。

腳趾當中肌力最弱的小趾會第一個變歪。

一旦出現這個現象，以現在的醫療技術而言，也難以外科手術治癒。

因此，小趾的自我保健工作非常重要。

「小趾變形」跟「姿勢不良」關係密切

許多女性為O型腿苦惱。不過你知道嗎？其實也有許多男性是O型腿。此外，現在有許多孩童有駝背的問題，也有許多孩童因駝背導致頸部前傾，出現頸椎僵直的毛病。

「小趾變形」就是導致這些不良姿勢的罪魁禍首。

彎曲的小趾無法盡到制動器的任務，導致腳變形問題日益嚴重。

小腿骨是由粗的內側脛骨與細的外側腓骨所組成；但是因為與腳關節其他骨骼的關聯性所致，使得小腿骨容易朝身體外側傾斜。腳踝會扭傷幾乎都是因為腳後跟朝內傾斜，外側韌帶損傷所致。

腳骨易朝外側傾斜的結構

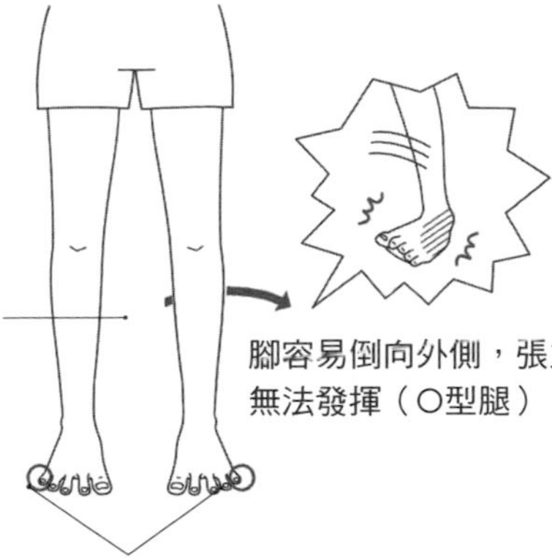
扭到腳踝時，
通常都是腳踝
朝外扭到。
不易倒向
內側。
腳容易倒向外側，張力
無法發揮（O型腿）。
小趾是阻止身體倒向外側的制動器。

這時候**如果小趾的制動器功能發揮功效，就能阻止膝蓋朝外側傾斜；可是，一旦小趾力道衰弱，雙膝之間的縫隙就會越來越大。**

於是，演變成O型腿。

當腳趾處於歪斜狀態，慢慢地腳後跟骨骼也會變形。

於是，歪掉變形的腳和其上面所支撐的身體就宛若是一棟地基歪斜的房子。

即使讓骨骼變歪，地基歪斜的身體也想要取得平衡感地站著。

這就是導致全身歪斜與疼痛不舒服的原因。

腳趾未完全伸展的話，腳底足弓會變形

腳趾一歪，慢慢地腳部功能也會衰退。

本單元想簡單介紹腳的結構。

我們的雙足一共是由五十二根骨頭所組成，為了確實支撐身體，有堅固的韌帶連結各個骨頭。不會因輕微力道就予以破壞。

這些骨頭、肌肉和韌帶形成了「三個足弓」。分別是橫足弓、外側足弓、內側足弓（腳心）。

肌肉與肌腱各自擁有宜伸或宜縮的檢測功能。

一旦肌肉突然過度拉展，避免脫臼或骨折的防禦機制會啟動，出現收縮的反射動作。

腳底「三個足弓」是穩定姿勢的關鍵

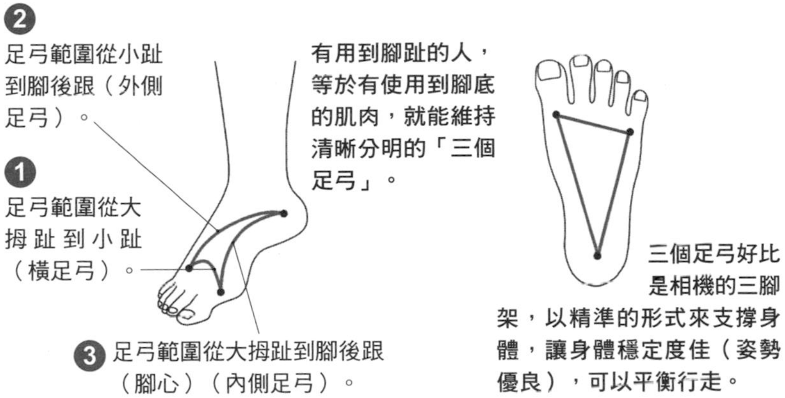
2
足弓範圍從小趾到腳後跟（外側足弓）。
1
足弓範圍從大拇趾到小趾（橫足弓）。
3
足弓範圍從大拇趾到腳後跟（腳心）（內側足弓）。
有用到腳趾的人，等於有使用到腳底的肌肉，就能維持清晰分明的「三個足弓」。
三個足弓好比是相機的三腳架，以精準的形式來支撐身體，讓身體穩定度佳（姿勢優良），可以平衡行走。

因此，即使做足趾操，也要慢慢地、溫柔地伸展腳趾。避免發生反射動作，導致肌肉收縮。

這個伸縮檢測機制對於微弱緩慢的動作不會有任何反應。

當我們長時間穿著襪子或鞋子，等於有「微弱的外力」一直刺激著腳後跟，一點一滴地傷害腳的足弓。

當足腰功能變差，出現疼痛感覺，表示你的足弓已經受損了。

小趾是支撐三個足弓的重要部位

即使是穩固的三腳架，如果三個點的接地面積變小，就會變得不穩固。多數人常見的小趾內翻症狀就是「接地面積變小的狀態」。

練習足趾操後，因為腳趾得以左右伸展，加大接地面積，安定足弓，所以身體當場就變穩固，不會再搖晃。

當我們穿了尺寸較小的鞋子或絲襪，腳趾就被限縮，足弓不成形，腳趾無法完全活動，於是腳會覺得累或腫脹。

因為透過這三個足弓，可以柔軟且靈活地控制行走、跑步、跳躍、扭轉等各種複雜的身體動作。

當足弓的韌帶鬆弛，一旦受損，想要恢復原狀難度很高。所以，受損前的預防工作最為重要。

三個足弓的功能

擁有三個足弓，當身體搖晃或活動時，才能幫我們緩和衝擊力道，讓身體穩固不搖晃。

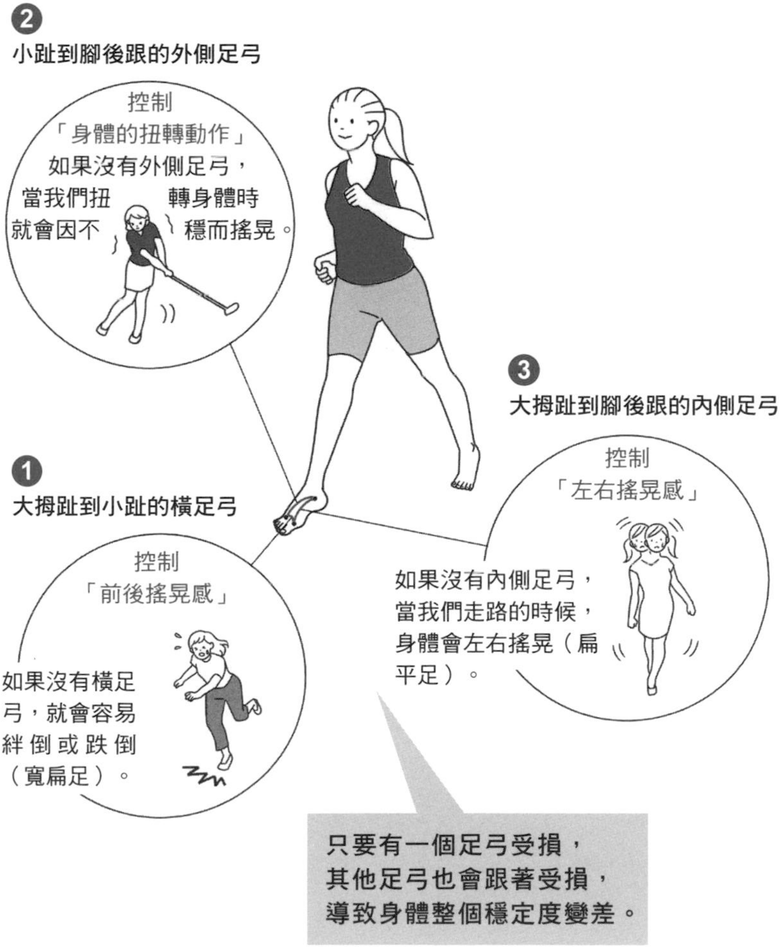

❷
小趾到腳後跟的外側足弓
控制
「身體的扭轉動作」
如果沒有外側足弓，當我們扭轉身體時就會因不穩而搖晃。
❸
大拇趾到腳後跟的內側足弓
控制
「左右搖晃感」
如果沒有內側足弓，當我們走路的時候，身體會左右搖晃（扁平足）。
❶
大拇趾到小趾的橫足弓
控制
「前後搖晃感」
如果沒有橫足弓，就會容易絆倒或跌倒（寬扁足）。
只要有一個足弓受損，
其他足弓也會跟著受損，
導致身體整個穩定度變差。

就從伸展小趾、筆直站立開始吧！

身體疼痛的濫觴不是痛的部位，腳變形才是始作蛹者。

因為不會痛，所以不易察覺的「小趾變形」會導致整個腳趾都變形，然後再引發膝蓋、髖關節、骨盆等足腰部位出現疼痛感，還會影響背部、肩膀、頸部、下巴等的遠端部位。

就算只有單腳小趾變形，只有身體單側歪斜，另一側也會開始受到影響，逐漸歪斜。

假設只有左腳是O型腿。因為左腳會比右腳彎曲且短，骨盆會因這樣的情況而左側下垂。如果沒有加以改善，身體平衡感會失調，身體為了平穩站立，會將右肩下垂。

當腳趾完全伸展，身體重心就會集中在腳底的中心，身體就能恢復原有的「正確姿勢」，從腳底足弓頂點到耳洞的線條會呈一直線。

可以筆直站立時，全身的疲倦感也會大幅減輕。當然走起路來也會步履輕鬆。

腳趾完全伸展時，不僅能改善足腰疼痛症狀，還有消腫、提升體溫、緩和頭痛等各種讓人開心的效果。詳細說明會於第四章詳述。

本書開始介紹的實驗者都能背起體重七十二公斤的我，這絕對稱不上驚奇。這些實驗者的握力和身體前屈度的數字之所以提高，只是因為可以安定站立，身體施展原有的力量罷了。

姿勢不良不是只因為年紀大或肌肉問題，根本原因在於腳趾。

想要斷絕身體歪斜的惡性循環結果，擁有健康身體，就從今天開始練習伸展你的腳趾吧！

＼　挑戰看看 02　／

感受腳底足弓的力道！

橡皮筋測驗

我們的身體會因「微不足道的小事」有了巨大改變。透過「橡皮筋測驗」能讓大家有具體清楚的感受，接著，就跟大家介紹這個「橡皮筋測驗」。

這個測驗所需的用具只是一條一般的橡皮筋。只要一條橡皮筋就能引導出身體原有的能力，也能抑制身體功能。

首先參考左頁的測驗Ⓐ，將橡皮筋套在腳心部位。

當你走路時，會覺得腳的步伐變輕，重物也能輕易舉起。如果挑戰P46～P47的「平衡感檢測」，就會清楚知道為何會是這樣的情況！即使被別人用力拉扯，身體也不會搖晃。

這時候橡皮筋就像碗，製造了一個「人工足弓」。

再來參考測驗Ⓑ，從食趾到小趾套上橡皮筋，然後走動或活動看看。

是不是覺得行走困難，身體沉重呢？還有，搞不好也無法順暢跳躍。

如果挑戰「平衡感檢測」，身體也應該是搖晃不穩。

這種情況等於人為製造了「小趾內翻」的狀態，腳趾無法施力，身體才會失衡而搖晃。

〈測驗Ⓐ〉
將橡皮筋套在雙腳的腳心位置（製造簡易的足弓）。

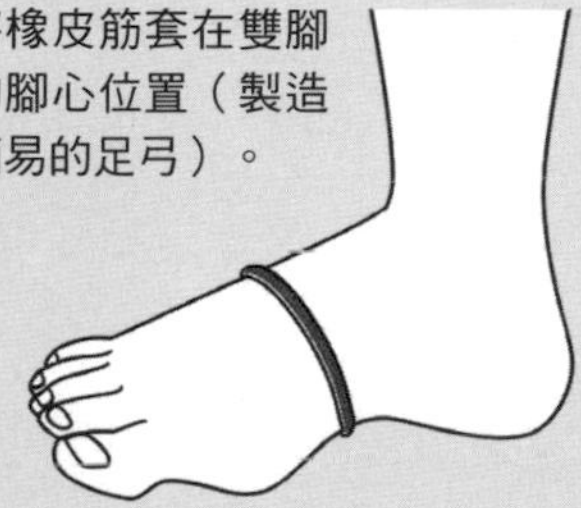

身體不搖晃，站得很穩。

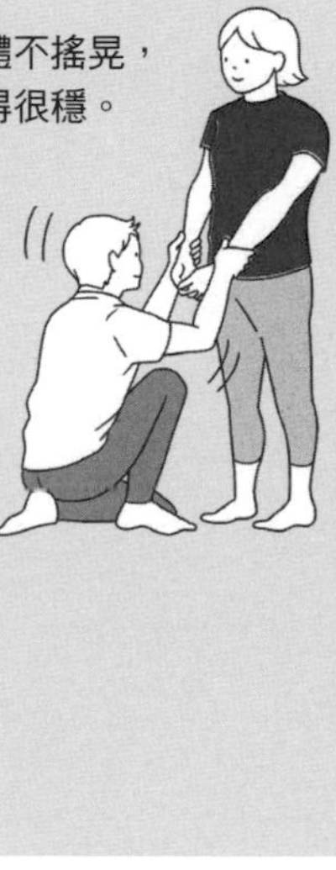

〈測驗Ⓑ〉
從食趾到小趾套上橡皮筋（製造小趾內翻狀態）。

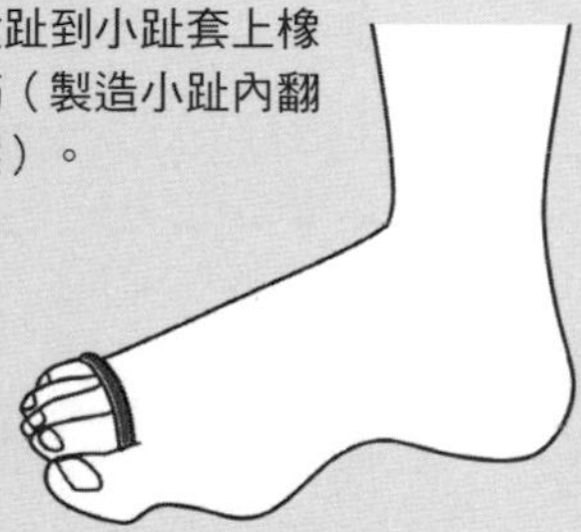

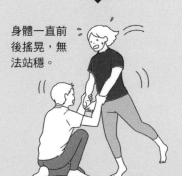

身體一直前後搖晃，無法站穩。

＼ 專欄 02 ／

患者忘記拿走拐杖，拐杖變成失物的診所

未來診所患者失物中，數目最多的就是「拐杖」。

患者一開始都是拄著拐杖來診所看病，回去時卻忘記拿走拐杖。因為回去的時候不需要用到拐杖，所以就遺忘了。

變形性膝關節炎患者頂著腫脹的O型腿，步履痛苦蹣跚地來診所看病。他說看了骨科，醫生建議他要接受安裝人工關節的手術。

可是，他說：「我怕動手術……」，一直猶豫不決。

我看診後告訴他：「您的情況應該不用動手術就能治好。」於是我讓他做了「足趾操」，並且伸展膝關節，讓他穿上「腳趾伸展襪」，當場就恢復正常姿勢！連帶地他的走路方式也改變，疼痛感消失。

結果回去時……把拐杖留在診所，人就這樣回家了。後來聯繫這位患者來取回拐杖時，對方笑著回答：「我整個人變得很輕鬆，完全忘了要拿拐杖。」

這是未來診所常見的情景。希望各位足腰部位疼痛時，在動手術或吃藥之前，先挑戰看看「足趾操」。

第3章

「足趾操」腳趾慢慢伸展了！

想一輩子行走自如，深蹲運動落伍了，快來伸展腳趾吧！

我之所以敢把標題設定得如此聳動，因為現在「想一輩子行走自如，首先要鍛鍊肌肉」的錯誤觀念太甚囂塵上。

肌肉當然重要，但有比鍛鍊肌肉更重要的事情。

這件事就是**伸展腳趾**。先伸展腳趾，才能提升肌力。

本診所每天都有「被醫生告知要減肥」、「被醫生指示要每天走路」的患者來看診。

沒有運動習慣的人，可以突然就運動嗎？要減肥的話，就是從明天開始減少食物攝取量嗎？

原本就覺得身體沉重，腳和腰、膝蓋會痛的人，可以每天蹲步運動嗎？

我不得不說，要改善運動習慣或飲食生活其實難度很高。

因此，我建議從打造「活動自如的身體」開始。

在鍛鍊之前，要從有效率使用現有肌肉開始。

只要打造出無負擔、能夠輕鬆自在活動的身體，就算每天走路，做蹲步運動都沒問題。

首先實踐本書開始介紹的**「足趾操」**，讓腳趾完全伸展，達到就算活動也不會有痛感的境界，就不會讓身體有多餘的負擔。

如果你有小趾變形、腳趾歪斜、浮趾、O型腿等足部變形問題，要你每天走路也很痛苦吧！

即使勉強肌力訓練，在腳趾變形的情況下運動，會訓練出不當的肌肉，反而給身體更多的負擔。

就算你多麼想變瘦，很想培養肌力，如果扮演地基角色的腳趾歪了，不管你如何努力減肥或運動，都只是反效果而已。

「足趾操」一天三分鐘就可，隨時隨地都能做！

雖然冠上體操兩個字，但是足趾操絕對不是高難度的運動。就如本書 P12～P15 所述，將腳趾與手指並攏交握，先朝腳底方向伸展，再朝腳背方向伸展。

如本書開始所述，伸展一次約五秒鐘，每隻腳請各做十五至二十次。**換算成時間的話，雙腳都伸展，只要兩至三分鐘的時間，就算慢慢做，也只要五分鐘就能結束。**

不需要抱持鍛鍊的心態去過度用力或過度彎曲。以輕微力道伸展即可。伸展時手腕不能彎曲，務必保持筆直姿勢。以輕微力道溫柔地從大拇趾到小趾予以伸展，以舒暢的心情伸展所有的腳趾。

做完足趾操，腳趾就能確實伸展，不過很遺憾地，這個體操的伸展效果無法持久。因為我們的腳趾馬上就會鬆懈，想恢復原來的姿態（彎曲歪斜的狀態）。

因此，請每天做「足趾操」。

我們每天都會刷牙，並不會刷了一次牙就休息一星期不刷牙。如果是女性朋友，應該每天都會洗臉，然後塗化妝水和乳霜來保養肌膚。所以，腳趾也一樣需要每天保養。

因為穿了襪子或鞋子，一直處於收縮狀態的雙腳非常需要每天保養，絕對不能怠忽。

此外，為了提升「足趾操」的效果，要慎選鞋子和襪子，並提醒自己在腳趾伸展的狀態下行走（關於走路方法，將於第五章詳述）。

「足趾操」需要的時間不長，可以分次做，譬如在走路運動前、回家後，還有睡前都可以做，分次做的效果反而比較好。

如果覺得分次做麻煩，也可以一天做一次，請利用回家後或沐浴後的時間，伸展一下疲憊的腳趾。

「足趾操」可以一瞬間提升身體的各種能力

請放鬆全身力氣，讓手處於輕鬆的狀態。這時候手指是不是很自然地就彎曲呢？腳趾也是同樣的情況。因為手指的原本功能是抓取物品，一旦放鬆就會呈彎曲狀態。

手指原本就是屈曲力道強，伸展力道弱。因此，如果不活動手指，放任不管的話，不知不覺中手指會呈現彎曲狀態，最後變得僵硬。

所以你要經常活動手指，經常彎曲、伸展手指。我們可以透過日常活動來鍛鍊手指，手指肌力並不會衰退。

可是，**腳趾幾乎處於不動的狀態，肌力才會日益衰退。**

高齡族群、無法行走的人的腳趾已經僵硬蜷縮，無法動彈。即使能行走的一般人，多數人的腳趾也是處於彎曲狀態。

讓超過一萬人的腳趾恢復健康的「足趾操」可以讓彎曲的腳趾完全擴開伸展，恢復原有的功能及正常的姿勢。

透過「足趾操」完全伸展腳趾後，腳與地面的接地面積會擴大，平衡感會變好，就能支撐身體不搖晃，輕鬆地以正確姿勢站立。

這時候因為腳趾完全伸展，瞬間握力就會提升，跳躍力、柔軟度、背肌肌力也會變好。

這些能力都是身體原本就具備的能力，能擁有這樣的情況，並不是多麼了不起的事。

只要身體重新擁有原本的能力，漸漸地膝蓋痛、腰痛、肩膀僵硬等問題就會消失得無影無蹤。

想伸展腳趾，也要留意穿的襪子

五趾襪重點

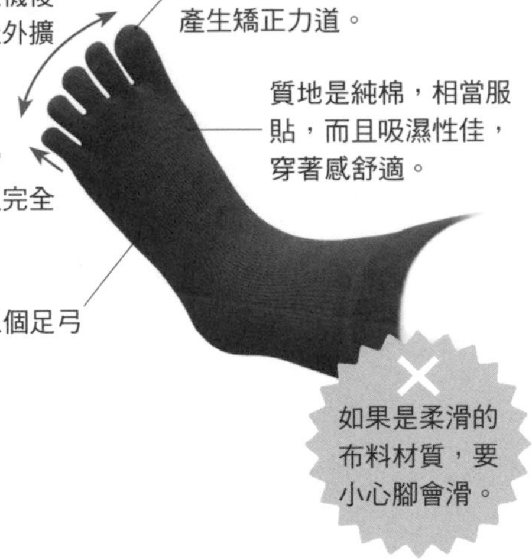
穿上五趾襪後，所有腳趾外擴伸展。
腳趾確實分開伸展，產生矯正力道。
質地是純棉，相當服貼，而且吸濕性佳，穿著感舒適。
小趾相當筆直，且完全伸展。
腳底的三個足弓明顯。
如果是柔滑的布料材質，要小心腳會滑。

除了每天透過「足趾操」來保養腳趾，也要慎選穿的襪子，才能徹底不讓腳趾變形。

我們每天穿的襪子或絲襪幾乎是會將五根腳趾完全包覆的「筒狀」結構，這會讓我們的腳變成「棺材型腳」。

建議選購將每根腳趾分開的五趾襪，這種五趾襪有矯正效果。

我會向患者推薦本診所開發的「腳趾伸展襪」。
左邊照片是腳已經變成「棺材型」的患者的腳。
因為這位患者一直都穿筒狀結構的襪子，大拇趾和小趾完全朝內側傾斜。
右邊照片是穿了腳趾伸展襪的腳型。各位有發現哪裡不一樣嗎？是不是連小趾也完全外擴伸展呢？

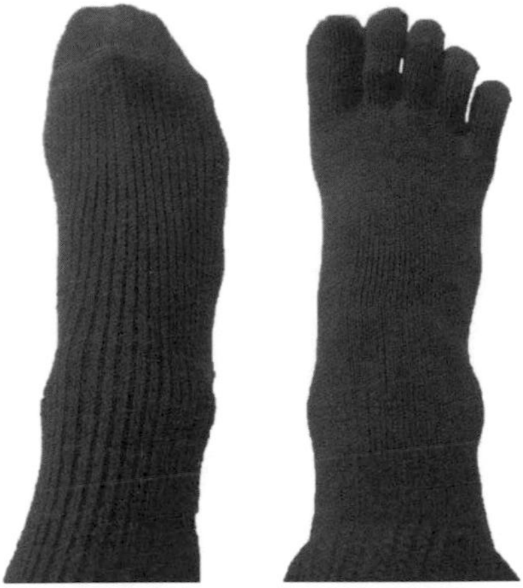

穿上
筒形襪的腳

穿上
腳趾伸展襪的腳

腳趾伸展襪的穿著重點就是要連趾尖也整個穿進襪子裡。

如果沒有連趾尖也穿進襪子裡，還保留空間的話，打造腳底足弓的矯正力道會變弱。穿腳趾伸展襪時，腳趾的根部要跟襪子完全服貼，不能有一絲的空隙。

小心會讓腳趾日益變形的鞋子！

上一個單元提到要慎選襪子，不過，鞋子也一樣要慎選。

如果穿著會讓腳趾疼痛的鞋子行走，不僅會給身體負擔，最後身體也會出現不適和疼痛症狀。

如此一來，是不是選擇柔軟材質的鞋子比較好？

會喊身體痛的人幾乎都是穿了不合腳的鞋子或軟趴趴的輕巧柔軟材質的鞋子。

各位是不是這麼想，如果是尺寸較大的鞋子，就不會頂著腳，比較舒適，或認為柔軟材質的鞋子不會傷害腳？

如果你這麼想，那真是大錯特錯！

如果穿了大尺寸的鞋子或柔軟材質的鞋子，在行走的時候，鞋子裡面的腳會滑移，腳後跟位置會偏移，最後導致腳趾歪斜。

為了避免鞋滑，腳趾就會彎曲。

當我們不小心快要跌倒時，會有想抓住某個東西的反射動作。鞋子裡面的腳趾也是同樣的情況。

當腳處於快要滑移的狀態，腳趾就會無意識地收縮施力。

換言之，當這個「收縮施力」的狀態一直持續，腳趾就會日益變形。

夏天的話，大家喜歡穿海灘涼鞋。大家以為這樣裸足穿著海灘涼鞋，可以讓腳趾獲得解放，自由伸展，但是不要忘了，方便穿的鞋子也是容易脫落的鞋子。穿上海灘涼鞋時，每走一步腳後跟就會有所偏離，為了不讓鞋子脫落，腳趾會用力收縮，緊夾鞋子不脫落。

其實在沖繩地區，很多人一年到頭都穿島草鞋（海灘涼鞋），所以沖繩是有許多人腳趾變形的地區。

冬天時候穿羔羊靴（雪靴）是很危險的。這種靴子材質柔軟蓬鬆，很受女性歡迎，但其實穩定性不夠，穿在靴子裡的腳一直處於滑移狀態。

如果想穿靴子，建議選擇拉鏈設計，腳踝能確實固定的款式。可以站著就輕易脫掉的靴子絕對不適合。

以不須翻折的魔鬼氈來穿脫的球鞋也不利足部健康。因為腳踝的固定度不夠，腳趾會彎曲變形。

此外，如果家中有幼兒或需要照護的老年人，照顧者通常都會選擇好穿脫的鞋子給被照顧者穿。然而，**方便穿脫的鞋子正是加速被照顧者「無法行走」的原因。**

方便穿上的鞋子就是容易脫落的鞋子，也是腳趾會彎曲變形的鞋子。

話雖如此，有時候也是要看時間、場合，必須穿高跟鞋或皮鞋。

如果是這樣的情況，建議每天做「足趾操」，溫柔地伸展已彎曲變形的腳趾，消除腳趾的疲勞。

會讓腳趾變形的鞋子款式

這些會讓腳趾變形的鞋子有一個共同點，那就是「方便穿脫」。

寬大的羔羊靴（雪靴）

因為尺寸較寬鬆，靴子裡的腳會滑移。

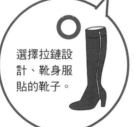

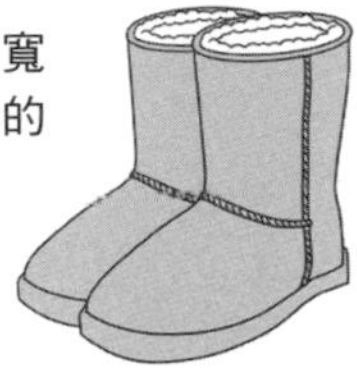

○ 選擇拉鏈設計、靴身服貼的靴子。

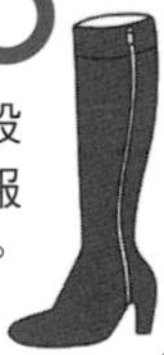

海灘涼鞋、草鞋

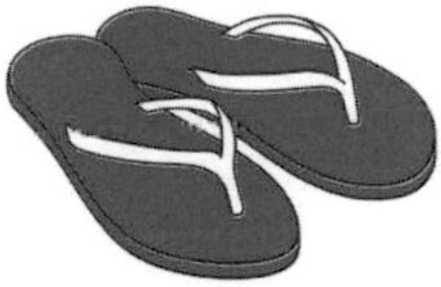

當腳後跟浮起，沒有貼著地面，腳趾就會施力，導致腳趾變形。

固定感寬鬆的魔鬼氈穿脫鞋

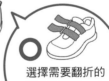

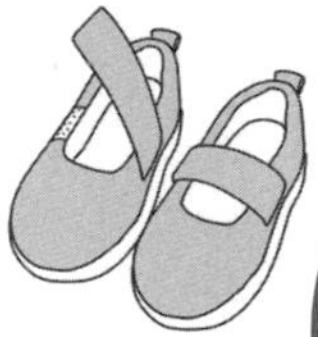

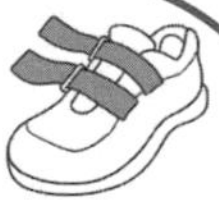

○ 選擇需要翻折的魔鬼氈設計，才能夠固定雙腳。

尺寸過大的鞋子、穿入口大的鞋子

尤其是小孩子要穿的鞋子，家長常喜歡買尺寸大一點的，這麼做是不對的，要買合腳的鞋子給孩子穿，腳趾才不會變形。

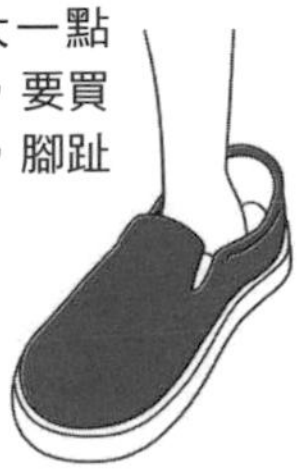

可以輕易扭轉的鞋子

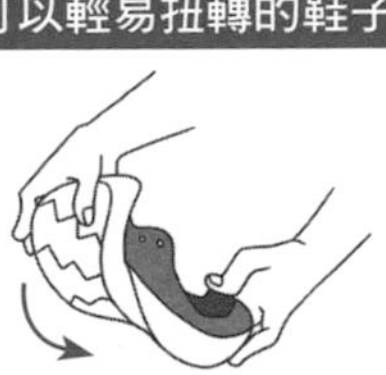

鞋身可以輕易扭轉的鞋子無法固定雙腳。

能讓腳趾伸展的鞋子，判斷重點是「穿著麻煩度」

那麼，哪種款式的鞋子能讓腳趾完全伸展呢？

簡單地說，「**附鞋帶能固定雙腳的球鞋**」**就是有益腳趾健康的鞋子**。**有益腳趾健康的鞋子是「穿著麻煩的鞋子」**。也就是說它不是腳一放進去，就馬上出門的鞋子，是穿著時非常「麻煩」的鞋子。

鞋帶穿孔多，從腳踝就確實予以固定的鞋款是最佳選擇。選擇腳不會在鞋子裡面滑移，腳後跟不會浮起的鞋款。

穿鞋子時，鞋帶要確實穿過每個穿孔，綁緊固定。

就算一次也好，請試著綁緊鞋帶步行看看。你一定會對箇中的差異大感驚訝。

我會建議診所患者定期更換鞋帶。這是延長鞋子穿著壽命的要訣。

每天想穿的「有益腳趾健康的鞋子」

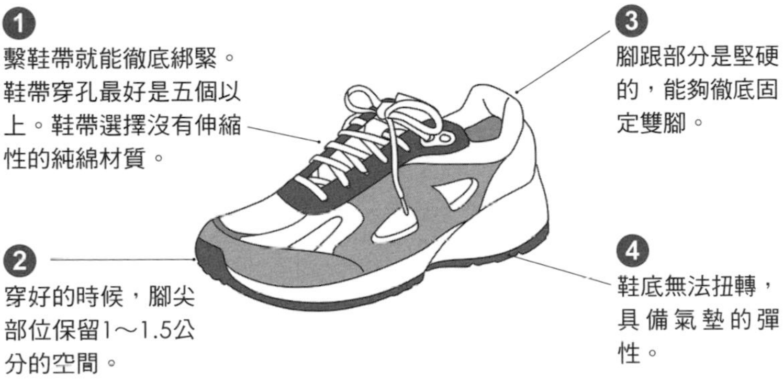

1
繫鞋帶就能徹底綁緊。鞋帶穿孔最好是五個以上。鞋帶選擇沒有伸縮性的純綿材質。
2
穿好的時候，腳尖部位保留1～1.5公分的空間。
3
腳跟部分是堅硬的，能夠徹底固定雙腳。
4
鞋底無法扭轉，具備氣墊的彈性。

正確穿鞋方法

1 站著，使用鞋拔穿鞋。（不要靠著臀部）

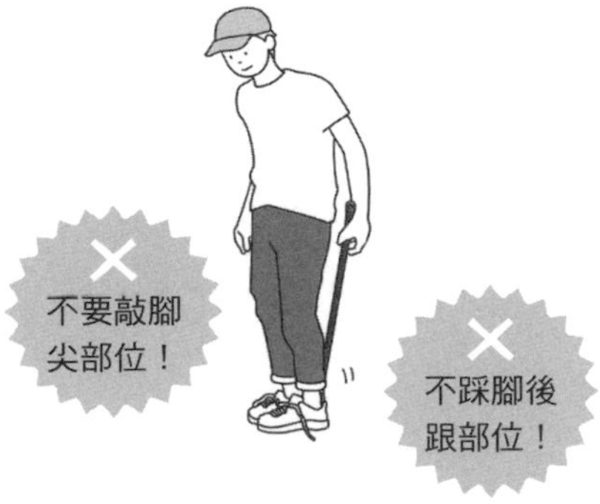

不要敲腳尖部位！
不踩腳後跟部位！

2 鞋帶穿過每個洞，確實綁緊。

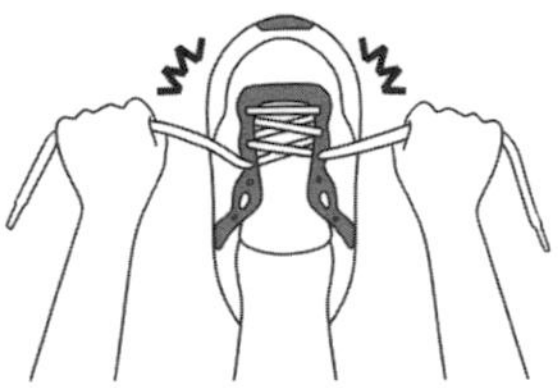

因為一走就會鬆掉，可以綁緊一點。

鞋款不同，合適的鞋子尺寸也會跟著改變

各位知道嗎？腳的尺寸會因身體姿勢的不同而有所改變。

當我們站立時，因為雙腳支撐體重的關係，腳背會下壓，腳會變大；坐著的時候，雙腳不必支撐體重，腳背是往上，長度和寬度大概會縮小0.5公分左右。

為了保養腳趾，要依鞋子款式來改變穿法及尺寸的選擇。

如果是球鞋（綁鞋帶的球鞋），正確穿法是「站著穿（在尺寸較大的狀態下試穿）」。鞋帶要確實綁緊，確認腳後跟與腳底的服貼感，腳尖部位要保留空間（1～1.5公分左右）。

如果是高跟鞋（沒有鞋帶的高跟鞋），正確穿法是「坐著穿（在尺寸較小的狀態下試穿）」。高跟鞋因結構關係，腳後跟部位容易不夠穩固，一定要選擇完全合腳的尺寸（不能過大）。

正確選鞋方法

當我們站著時，腳的尺寸會比坐著時大了約1公分。所以試穿方法要配合鞋子的特色而有所改變。

球鞋（綁鞋帶）

站著穿

在腳尺寸較大的狀態試穿，選擇腳尖部位保留1～1.5公分空間的尺寸。

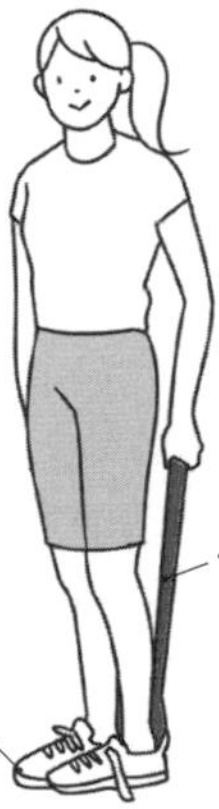
使用鞋拔穿鞋。
腳尖部位最好保留1～1.5公分的空間。

高跟鞋（沒有鞋帶）

坐著穿

在腳尺寸較小的狀態試穿。因為沒有綁鞋帶，方便脫鞋，要選擇完全合腳的尺寸。

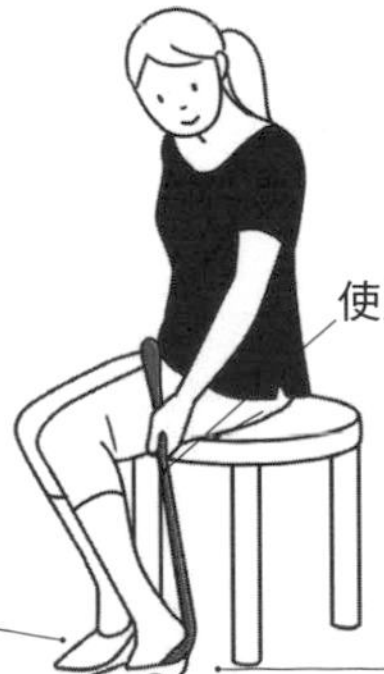
使用鞋拔穿鞋。
腳尖部位空間不能過大，只要保留腳趾可以活動的空間就夠了。
選擇能穩固支撐腳後跟的設計款式（不能選材質柔軟的）。

＼　挑戰看看 03　／

彎曲的腳趾無法順利行走！

手推車

腳趾如果沒有完全伸展，整個身體的平衡感會失調，無法順利行走。

把手指當成腳趾來做實驗，就能一目瞭然。

請參考左圖把人體變成手推車的姿勢，當手指彎曲閉合時，手臂和腰部的負擔會倍增，而且很不可思議地，根本無法往前行進。換成雙腳，也是一樣的情況。

因為足腰的肌肉遠比手臂肌肉粗壯，即使腳趾彎曲，雙腳和腰部承受極大重力，還是可以行走。

當我們覺得全身疼痛，就是身體歪斜的證據。

導致身體歪斜的罪魁禍首就是在不知不覺中惡化的「變歪的腳趾」。

現在馬上透過「足趾操」矯正所有的歪斜狀況。

掃描 OR-Code，
就能觀賞影片。

○ 手指伸展，完全張開，
就可以順利前進。

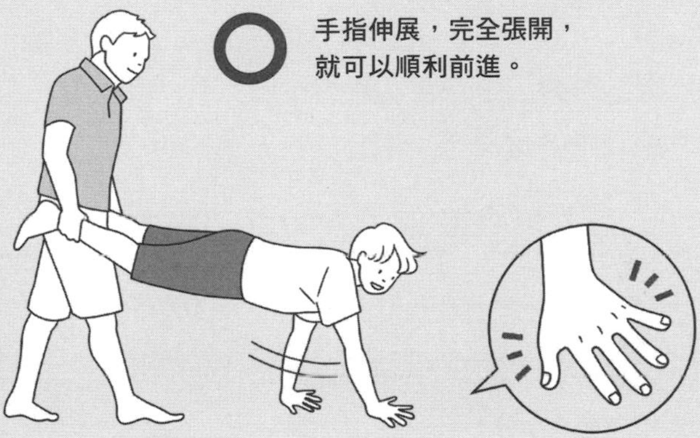

× 彎曲或緊閉手指的話，
手臂和腰部會承受倍增的重力。

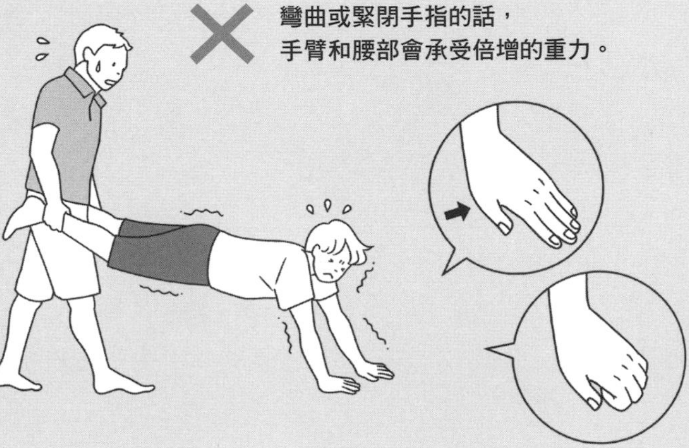

＼ 專欄03 ／

腳型
非「天生」

「因為家父是扁平足，所以我也遺傳到扁平足……」

「家母拇趾外翻很嚴重，我跟她一樣。」

我常常聽到患者這樣向我抱怨。

不過，他們都想錯了。

腳的尺寸大小及腳板高度是天生的，可是，腳趾變形或歪斜並非只是源自天生或遺傳，生活習慣也是重要的影響因素。

每位剛出生的嬰兒腳趾都是筆直的「伸展型」。腳趾筆直延伸，腳趾之間也有縫隙。

可是，到了小學入學年齡，就會看到有人腳趾變形。

襪子和鞋子是導致腳趾變形的重大原因。

因為我們在寶寶襁褓時期就讓他穿著包覆腳趾的筒形襪，還讓他們穿著材質柔軟的鞋子學走路，在幼兒時期腳趾就變形的情況是屢見不鮮。

因為小孩子的腳骨很柔軟，就算腳變形，也不會覺得痛，於是就在無痛狀況下變形情況日益惡化。

腳趾一旦變形，姿勢會變不良，人也容易覺得累，所以越來越多的孩子才會坐不住，無法長時間安靜坐著。

我之所以會在幼兒園、小學舉辦保健雙腳的「足育」演講，目的是希望大家能夠在年紀尚幼的時候就注意到腳趾的問題。

第4章

「足趾操」健康全身！肩、腰和膝蓋都能恢復健康！

膝蓋、髖關節、肩膀、臉都會受影響！讓全身變歪的小趾

不論是膝蓋痛或腰痛，「痛的部位」不見得就是導致不適的罪魁禍首。我們總是把焦點擺在發痛的部位，然而之所以會發痛，必有根本原因。**如果沒有針對根本原因治本，痛感一定會再復發。**

就如我常說的那句話，小趾變形會影響全身。

那麼，會造成什麼樣的影響呢？我會依序說明。

比方說小趾內翻會導致O型腿，脛骨會朝外側傾斜。

這時候雙膝之間的空隙會日益擴大，膝關節變成只能前後屈曲伸展的低可動性結構，支撐不住朝外側傾斜的脛骨，膝蓋內側就會經常疼痛。

這個影響也會蔓延至髖關節。因為膝蓋朝外側擴張，髖關節也被往外拉，最後連髖關節也會痛。

此外，當O型腿導致某一側膝蓋變形嚴重，左右腳長度會變得不一樣，形成長短腳。於是，每走一步路上半身就會左右搖晃。

上半身一搖晃，痛感就會從肩膀蔓延至頸部。

一旦姿勢不良，身體為了調整整體的平衡感，會出現眼睛疲勞、頭痛等症狀。讓肩膀、頸部、頭部有負擔的話，會引發血液循環不暢通，甚至會影響臉部肌肉與神經。

這就是所謂的「惡性循環」。

「微不足道的小趾」歪斜影響層面絕對不是小事一樁，最糟的狀況會讓你全身變歪，全身疼痛，只有手術一途才能解決。

本章節將介紹導因就是「小趾」的各種常見症狀，以及透過「足趾操」獲得改善的案例。

姿勢
治好駝背、反弓腰！

不想給身體多餘的負擔，姿勢是重要關鍵。

會喊身體痛的人不妨從養成「筆直站姿」開始。

請站在鏡子前，察看自己的姿勢是否歪了，有無傾斜。

肩膀是否上提？頭有沒有偏一邊？

照鏡子還看不出來的人，可以拍正面照、側面照、後面照，看照片來檢查。

這時候你可能會大感驚訝，原來你的身體歪斜程度比想像中嚴重。

提到姿勢不良，大家就會聯想到「駝背」、「反弓腰」等名詞，造成這兩種不良姿勢的原因多數跟腳趾變形有關。

當腳趾有「浮趾」、「歪趾」等問題，站立時重心會落在腳後跟，於是為了取得平衡感，漸漸就變成駝背、反弓腰，所以駝背和反弓腰可以說是為了取得平衡感的「姿勢反射動作」。

當身體重心偏向腳後跟時，身體為了不會往後倒，會很自然地將最重的頭往前突出，以取得平衡。

這就是「駝背」。

最近「駝背族」或頸部老是前傾的「頸椎僵直族」年齡層有下降趨勢，越來越多的幼童和年輕人為這兩種不良姿勢所苦。因為前傾的頸部要支撐沉重的頭，頸部和背部就會覺得疲累和疼痛。

胸膛挺起，肚臍往前突出的「反弓腰」姿勢乍看是標準姿勢，但對於骨盆天生後傾的日本人來說，反弓腰根本就是不合理的姿勢。

身體如果持續維持反弓腰姿勢的話，肌肉會慢性疲勞，會引發腰痛，也容易閃到腰。

下一頁上方的照片是因為「腳掌痛」來診所看診的五十歲女性。她有著背部彎曲的嚴重反弓腰問題，腳趾是「小趾內翻」。於是我判斷她是因小趾內翻引發姿勢不良，最後導致身體疼痛。

我下達做「足趾操」的指示，三個月後疼痛感消失，已能筆挺站立。

接著請看下一頁下方照片。這為是因腰痛來就診的七十歲女性。這位患者說她左肩下垂，腰部疼痛。我檢查了她的腳，發現小趾是標準的「側偏趾」。加上因為常用左肩背包包，所以左肩下垂。

首先我要求她每天做「足趾操」，包包不要單邊肩背，要輪流肩背，一個月後複診，她說左右平衡感大幅改善，疼痛感也消失了。

姿勢與疼痛是無法切割的關係。

有身體疼痛困擾的人，先檢視你的姿勢。請確認導致姿勢不良及疼痛感的腳部狀況。

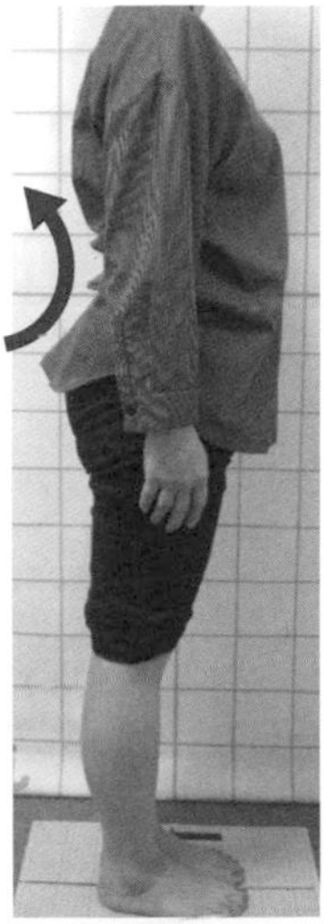

before

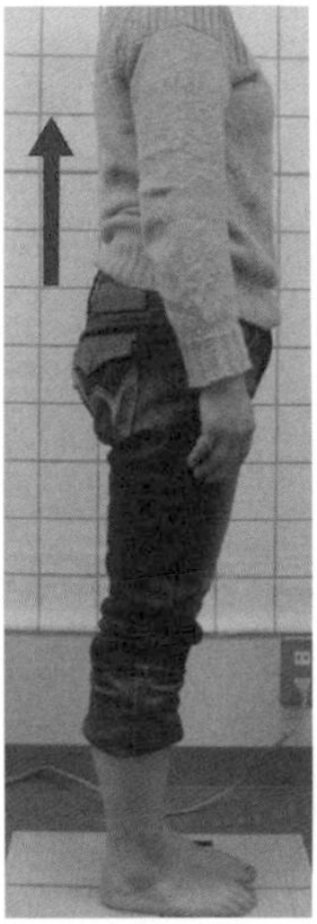

after（三個月後）

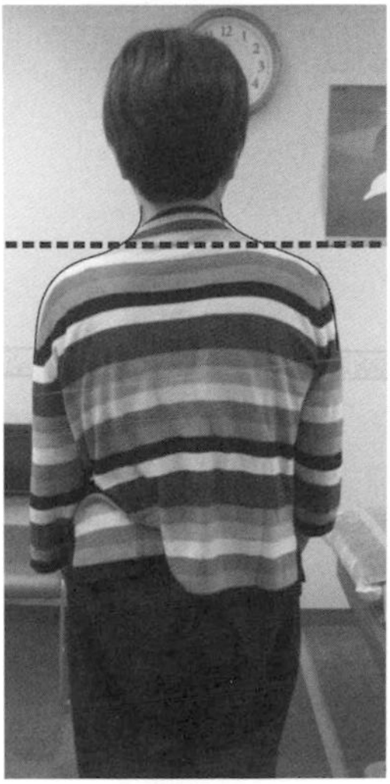

before

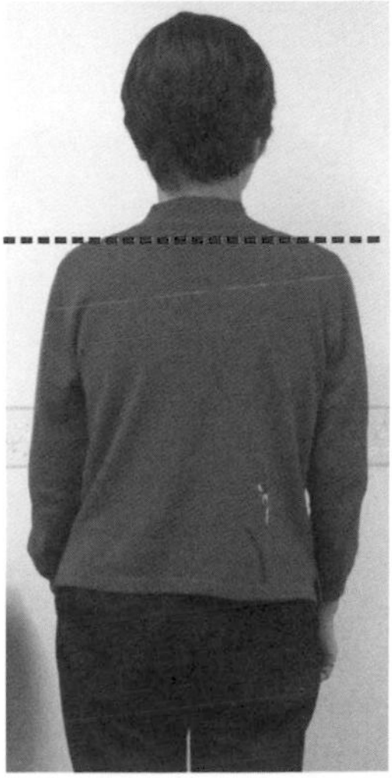

after（一個月後）

腰

椎間盤突出的痛感消失了！

本單元將介紹因腳趾變形導致連續性腰痛的案例。

這個案例的主角是一名男性，他是當地知名骨科診所的患者，被診斷是椎間盤突出引起腰痛。

醫生告訴他：「你是椎間盤突出，先治療看看。」於是他接受了維生素注射、腰部牽引、溫敷藥布等治療，過了兩個月仍未有改善，嚴重時痛到連走五十公尺都沒辦法，每天就是搭計程車往返公司與醫院。

因為嚴重影響到生活，決定來未來診所看診。

從結論來看，這位男士的腰痛並非椎間盤突出所導致。

椎間盤是由髓核、纖維環及軟骨板所組成，各部分會有不同程度的退行性改變，在改變的過程中會因外力因素之作用，導致椎間盤纖維環破裂，部分組織從破裂之處突出（或脫出），導致相鄰脊神經根遭受刺激或壓迫，這就是所謂的椎間盤突出症狀。從這位男性核磁共振影像（MRI）來看，確實是椎間盤突出。

不過，並不能因此斷言身體疼痛與椎間盤突出有直接關係。**因為椎間盤突出未必會引發疼痛，多數的疼痛是因為身體歪斜導致關節功能障礙所致。**

其實也有許多沒有腰痛問題的正常人有椎間盤突出的困擾，國內外也有研究報告指出，椎間盤突出與疼痛或麻木無關。

我告知這位男性患者做「足趾操」，並穿「腳趾伸展襪」，一週的時間他痛感就減輕。

後來這位患者也持續做伸展操，加上穿著綁鞋帶的球鞋走路，腰痛不再發作。我的患者中像這樣透過自我保健讓症狀改善的案例相當多。

即使被診斷為椎間盤突出，也不要過度擔心。

腰

椎管狹窄症的人先不要急著動手術！

在二十歲至三十歲階段腰痛發作的人也不在少數。因為腰痛的發作機率不一定跟年紀的增長成正比。

尤其是最近，椎管狹窄症的患者有增多趨勢。一旦發作，負責守護脊髓，與大腦連結的椎管會變狹窄，出現足腰麻木、步行困難等症狀。

這個也跟椎間盤突出一樣，因為核磁共振造影（MRI）的普及，是很容易就能察覺的病症。

有許多患者是因為「去看骨科，醫生說最好動手術，覺得很害怕」而來未來診所諮詢看診。

未跟我同住的家父也被診斷是椎管狹窄症，決定動手術。

可是，當我看了家父的核磁共振影像後，發現並非是嚴重到需要開刀的椎管狹窄症。

我再一次仔細地教導家父做「足趾操」，並且堅決要求他要穿上綁緊鞋帶的鞋子。結果不到三個月，走路時會出現的痲木感和痛感竟然都消失了，簡直就像作夢一樣。

現在家父不須服藥，開心玩他最愛的高爾夫球，每天也都走路運動。

凡是名為椎管狹窄症、椎間盤突出、脊椎滑脫症（腰椎變形）等的腰痛症狀，其實多數是因腳趾變形引起的「駝背」或「身體前屈姿勢」所導致。

當然有的情況是必須手術。儘管如此，在手術前還是可以先自我保健。不要心慌，就從伸展腳趾開始。

膝蓋

嚴重膝蓋痛竟然煙消雲散！

真的有許多人為膝蓋痛所苦。逛一趟藥局，發現店裡擺了各式各樣補充軟骨成分的保健食品，以及舒緩疼痛的輔助器。

會演變成這樣的結果，也是理所當然。當我們上下樓梯時，**膝蓋要承受兩倍至三倍的體重重量，相較於腳踝及髖關節，膝蓋的可動區域狹窄，又不能擺脫體重的重力，自然比其他關節部位容易疼痛。**

一位在十年前被診斷是變形性膝關節症的七十四歲女性拄著拐杖，很辛苦地來到我的診所，她說：「膝蓋好像塗了水泥，變得僵硬沉重……。」

我診查了她的腳趾，發現是浮趾且腳趾歪斜。

她的變形腳趾導致膝蓋軟骨單邊磨損，所以才會覺得痛。

我趕緊教她「足趾操」，當場伸展腳趾，才伸展完大拇趾就能貼著地面。雖然只是大拇趾貼地面，她的身體就能取得平衡感，走起路來也輕鬆多了。

第二次回診時，她沒有拄著拐杖來，痛感也減輕了。

還有一位為膝蓋疼痛所苦的六十歲女性透過「足趾操」與「腳趾伸展走路運動」（第五章）改善症狀，走路速度也改變了。因為背脊變挺直，整個人看起來就年輕不少。

原本無法盤坐，爬樓梯很辛苦的人，只要學會伸展腳趾走路，最快三個月痛感就會消失，最慢半年就可完全改善。

我非常建議為膝蓋痛問題所苦的人，一定要改善你的走路方式。在輕鬆狀態下行走非常重要，可以穿戴輔助用品走路。

走路是最棒的運動。請將膝蓋頭朝著自己的正面，邁開步伐行走看看。腳離地時，應該要感覺到大拇趾是壓著地面。這樣的走路方式能讓膝蓋負擔大幅減輕。

腿

治好O型腿沒問題

觀察路上行人的走路姿勢時，總會將目光投注於O型腿的人。尤其是下雨天或寒冬季節，O型腿的人穿著長靴或靴子的話，O型腿的情況會比平日更明顯。

許多人有O型腿困擾，且女性認為O型腿會影響外表，所以很在意這問題。左頁照片是位三十歲女性。她有嚴重的小趾內翻問題，O型腿情況也惡化中。我讓她做五分鐘足趾操，雙膝、小腿的距離立刻縮小，兩腳間縫隙也變小了。

我吩咐她持續做「足趾操」，還要慎選鞋子和襪子，幾個月後就在不知不覺中，雙膝竟然貼合了。

關於O型腿的治療，真的有許多人因為足趾操而「理所當然治癒」。

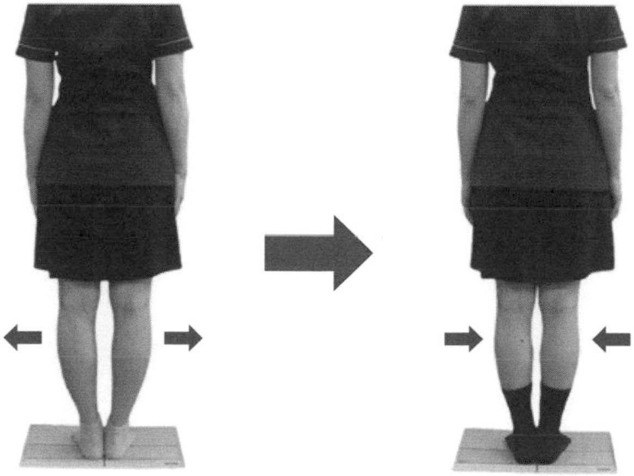

before　　after（五分鐘後）

腿

水腫、下肢靜脈瘤消失不見！

腳趾也可以說是導致水腫的主要原因。

腳底肌肉與小腿有著密切關係。

當腳趾活動力變差，小腿肌肉無法完全收縮，血液就無法被壓送回上半身（血液循環停滯），於是多餘的水分和老舊廢物就會囤積。

這就是「水腫」的真實面貌。

小腿肌肉痙攣的「抽筋」（腳抽筋）現象也是因小腿血液循環不順暢所引起的。睡覺時腳抽筋的話，真的很痛。

尤其是常穿絲襪或加壓型褲襪的人，因為腳趾的可動範圍受到壓制，更要留意腳趾的保健。回到家或就寢前請一定要做「足趾操」來舒展腳趾。

只做三分鐘足趾操，讓人不適的倦怠感、水腫都減輕了，還能預防腳抽筋。

當小腿血液循環不佳，恐會引發血管劣化的「下肢靜脈瘤」。下肢靜脈瘤不會伴隨疼痛感，但會看見腳部血管浮起，像蚯蚓那樣分布小腿上，影響外觀美感。下肢靜脈瘤最多發生在女性身上，我的診所也有許多下肢靜脈瘤患者，看診時她們都向我抱怨：「不想露出小腿」、「不敢穿裙子」。

未來診所有位七十歲女性患者不只小腿後方布滿下肢靜脈瘤，連小腿前方也發作，她的小腿發癢嚴重，也無法盤坐。

她的腳趾就是標準的「歪斜腳趾」。因為症狀很嚴重，我要求她要勤做足趾操，四個月後像蚯蚓浮出小腿的血管縮平了，小腿也不再發癢。不僅行走輕便快捷，也能輕鬆盤坐，她一直向我道謝。

伸展腳趾，改善血液循環後，腳踝會變緊實，不再水腫，也能恢復小腿肌膚原有的平滑感。

腳

懼冷症治好了，腳尖暖呼呼！

活動小腿的運動中，最常做的是腳後跟抬放運動。

第五章介紹的「腳趾伸展走路運動」的小步伐走路就是這個運動的延續。

以小的步伐將腳壓著地面，再踢出前進的走路姿勢，就像對著小腿進行擠乳作用（Milking Action）。

這就是小腿的泵浦作用。

血液循環作用就是血液會持續從心臟送出來，再流回心臟，可是下半身血液循環時，會受到重力的影響，所以負擔沉重。

因此，透過小腿肌肉的伸展收縮作用，才能將血液送回上半身。小腿的伸展收縮作用當然也會影響淋巴循環。

使用腳趾走路時，與彎曲腳趾走路時，兩種情況的小腿肌肉動作與循環的血液流量會有所不同。

腳趾經常處於彎曲狀態的話，小腿肌肉會無法動彈，一直處於緊繃狀態。

請各位嘗試將腳趾屈圓走路看看。這時候你應該會覺得沒有使用到小腿肌肉，且小腿肌肉變硬。

當肌肉活動功能變差，血液就無法順暢地輸送至末稍部位，雙腳就會冰冷。

長時間站著或坐著，雙腳都會疲累，所以務必伸展腳趾走路，消除雙腳的水腫與冰冷感。

走路時記住一定要確實使用到小腿的肌肉。

腳 讓人不舒服的腳麻現象消失了！

對於突如其來的腳部麻木感，大家總會這麼想：「等一下就會好了吧！」而置之不理，最後「麻木感」演變成「疼痛感」。

當腳麻木時，許多人馬上會聯想是：「該不會是腦部或神經方面的問題……」其實，腳麻的原因很多。

也有許多長年有腳麻困擾的人並非因為神經系統異常所致，多數是原因不明。

有位五十七歲的女性教師四年前就經常膝蓋以下的腿部會發麻，還伴隨疼痛感，甚至惡化到身體老是往前傾。

她有到其他醫院做了腰部神經及頸部神經的檢查，卻查不出明確的原因，最後來我的診所就醫。

這位患者的腳趾是浮趾。五根腳趾幾乎無法貼著地面，整個身體的重心落在腳後跟，無法取得平衡。

之所以會腳麻，就是這樣的狀態引起的。因為腳底的接地面積狹窄，重心位置偏移，就要無謂施力，導致血液循環障礙。

因此，我要求她做「足趾操」，腳部血液循環變好後，再請她走路看看，浮趾問題不見了，腳趾可以貼著地面。

在第三次看診時，困擾她長達四年的腳麻現象完全消失，她開心地告訴我：

「我終於可以參加運動會的練習活動了！」

有腳麻問題的人，更要勤勞地碰觸、伸展你的腳趾。

除了「足趾操」，也建議用腳趾來猜拳，做出剪刀、石頭、布的姿勢。

當血液循環變好，腳麻症狀就會消失。

腳

大拇趾外翻的痛感不見了！

腳趾變形是從最小的小趾內翻開始的，不過，就算小趾歪曲、傾斜了，也不太會覺得痛。

結果多數人都沒有任何的自覺症狀。

等到演變成大拇趾也變形的「大拇趾外翻」，腳趾根部就會痛。

突出的骨頭會頂著鞋子，痛感更加劇。

大家總認為常穿尖細楦頭高跟鞋的女性才會有拇趾外翻的問題，不過，就如我前面所說明，喜歡穿海灘涼鞋或草鞋的人，拇趾外翻的機率也很高。

如果置之不理，連受到壓迫的大拇趾趾甲也會變形，變成捲甲，痛感更強烈。

疼痛嚴重時，醫生會勸病患接受外科手術。

左邊照片是因為拇趾外翻，導致腳趾根部疼痛來就診的男性患者腳趾。治療三個月，原本變形的拇趾變直了。

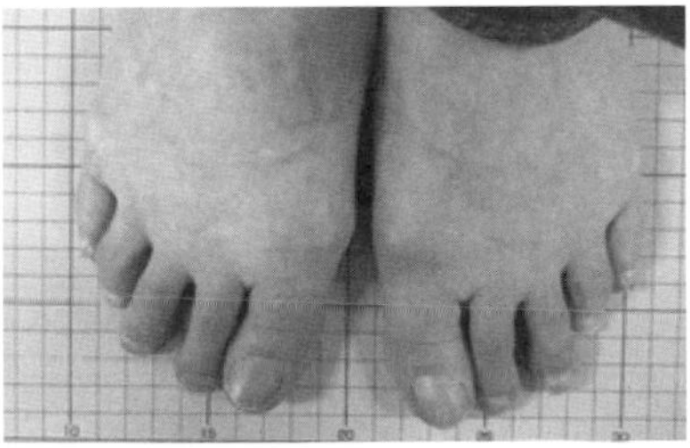

before

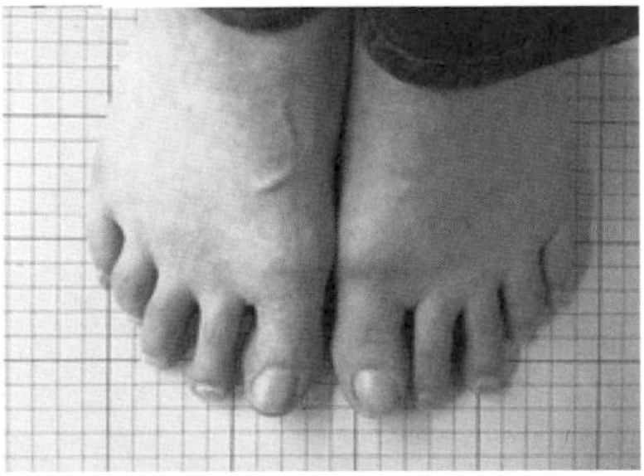

after（三個月後）

腳

只要肯花時間，捲甲也能治癒！

捲甲症狀就是趾甲呈現弧形，長進腳趾肉裡。

如果足部是健康狀態，趾甲是筆直生長，可是，當體重沒有落在腳趾的話，趾甲就會變形，嚴重時會有劇痛感。

皮膚科的治療方式是把趾甲剪短，有時候為了不讓趾甲長出來，會實施把趾甲從根部拔除的手術。

可是，趾甲是安定腳趾的重要部位，不能沒有趾甲，趾甲必須長出來才行。所以，我反對輕易就進行連根拔趾甲的手術。

一位來未來診所看診的五十八歲女性患者有拇趾外翻、小趾內翻的問題，她的腳型是「棺材型」，大拇趾的趾甲很短，都長進皮膚裡了，還常常作痛。

這位患者的第一個問題是趾甲剪得太深了。腳趾甲剪得太深，安定性會不夠。為了讓腳趾可以完全貼著地面，趾甲是不可或缺的輔助者。

當我們的腳趾碰觸地面時，趾甲壓力會推回至腳趾前端，讓腳尖不會浮起（不會變成浮趾），所以絕對不能沒有趾甲。如果趾甲剪得太短，腳著地時的壓力就不會回推至腳趾前端，腳趾就會浮起。

在腳趾浮起的狀態，如果又穿了襪子拘束趾尖的話，趾甲就會彎曲。

這位患者初診時，我建議她站立時，要對整個腳底均勻施力，腳趾要整個伸展；穿上「腳趾伸展襪」來伸展腳趾，走路運動；趾甲不要剪得太深，讓趾甲慢慢長，剪趾甲時，趾甲長度跟腳趾一致，不要剪太短。

也吩咐她要每天做「足趾操」，大約一年後腳趾甲已能正常生長，而且變直了，不再發痛。

在做「足趾操」時，如果會痛，不必勉強夾握手指伸展。請在不會痛的範圍伸展腳趾。

一定要有耐心，持續天天做，趾甲就能健康重生。

血液循環

血壓下降，變穩定！

我的臨床經驗中，也有因為伸展腳趾，進而改善血液循環的案例。

這位患者是一名六十七歲的女性，她是半年前就診。她說兩年前腳就會抽筋，而且行走困難，我教她做「足趾操」，狀況大幅改善，可以輕鬆行走，她滿臉笑容地拿照片給我看，開心地告訴我：「我終於如願到大峽谷公園一遊！」

這位女性初診時，血壓指數超過一百四十，我讓她伸展腳趾，提縮腹部走路後，才兩週時間血壓就降到一百二十，一個月後血壓降到一百一十。

這位患者是因為歪曲腳趾導致血液循環不佳，血壓才會那麼高。

當姿勢變正確，可以輕鬆步行，運動量就會增加，血壓也會安定。

腸道

便秘等腸道不適症狀也消失！

姿勢不良也會影響腸道健康。

當背部弓圓變駝背，骨盆後傾，內臟會自動下垂，導致腸道功能變差。

如果是小趾內翻，從膝蓋到髖關節的部位會外擴變大，影響骨盆。這時候肌肉會處於高度緊張狀態，腸道蠕動會變遲鈍，於是導致便秘。

大家應該會覺得難以想像，腳趾歪曲變形竟然也會影響腸道環境，但是我的**患者中有許多人因為持續做「足趾操」，每天都排便暢快，不再為便秘所苦。**

想消除身體不適感，就伸展你的腳趾吧！

頭～肩膀

肩膀僵硬、頭痛也不見了！

腳趾遠端部位的肩膀僵硬和頭痛，搞不好也跟腳趾有關。

小趾變形所致的O型腿會因為腳歪的關係，使得左右腳的長度不一致，肩膀高度也是左右不一。位置較高上聳的那一側肩膀會出現疲勞感，肌肉會發炎。這就是腳趾變形導致的肩膀僵硬症狀。

頭痛有可能是因為肩膀僵硬所致，但也有走路方式引發頭痛的案例。沒有用到腳趾，以腳後跟著地的走路方式（參考第五章），無法讓腳底足弓發揮吸收衝擊力道的功能，所以來自腳底的衝擊力道就會直接傳導致頭部，引發頭痛問題。

頭　嘴巴張不開的顳顎關節症也獲得改善！

或許有人會有這樣的疑問：「腳趾跟下巴怎麼會扯上關係呢？」

可是，人體從腳尖到頭頂確實是一線相連的。

當腳趾變形，姿勢不良，變成駝背的話，人體為了取得平衡與安定，頸部會往前突出。於是下巴也跟著往前突出，下巴關節就因此偏移。

如果你的嘴巴無法半張開，下巴容易脫臼，下巴咬合不佳的話，請先檢視你的腳趾。

姿勢

慢慢長高了！

當彎曲的背部挺直，前傾的頸部縮回直立，O型腿也治癒的話，身高當然就會變高。

有位來自熊本縣的八十歲女性患者，因為膝蓋痛來未來診所就診，第一次看到她的時候，整個背脊是彎曲的。我指導她做「足趾操」，才一個月時間她就報告好消息，說她背脊變挺直，視線往上移，還長高了。膝蓋痛沒有了，走路速度也變快，大家都對她的改變大感驚訝，還說她「變年輕了」。

有位男性患者因「佝僂症」的關係，腳是先天性變形，無法挺直身體走路，必須穿戴輔具。他來就診時，我教導他做「足趾操」，他很有耐心地天天做，兩年後他不再需要穿戴輔具，還可以跑步！因為變形的腳治好了，身高一口氣長高了二十公分！

其他

腳能抬高，不再跌倒！

我常聽到高齡者跌倒的意外事故。有的人這樣一跌就骨折，然後一直臥床，無法再起身走路，真是讓人難過。

在跟我共同開發「足趾操」的幼兒園裡，也經常看到園內幼童扭到腳、跌倒的意外。

當腳趾變形歪曲，無法完全伸展，腳就無法順利上抬。再加上腳趾沒有完全貼著地面，身體重心落在腳後跟的緣故，整個人平衡感變差，腳底就不穩，身體會搖晃。

不管年齡多大，只要完全伸展腳趾，可以站得穩，扭腳、跌倒的機率就會大幅降低。

＼ 專欄04 ／

奧運金牌得主也確實體驗了「足趾操」的效果！

曾經是一九七六年蒙特婁（Montreal）奧運男子體操團體金牌得主的五十嵐久人先生（六十七歲），也是「足趾操」的體驗者。

五十嵐先生從體操選手退休後，在新瀉大學擔任體育老師，現在是國際大學運動聯盟的理事，他是體育界的專家。即使像五十嵐先生這樣的運動專家，似乎也不曾在意過腳趾的健康。

五十嵐先生說：「參加二〇一六年十二月的慢跑活動時，困擾我二十年的腰痛問題變惡化了。我趕緊去看骨科，醫生告訴我是『椎管狹窄症』，還說這個病無法根治。」

醫生幫我打了止痛針，每天早中晚要服藥，可是左腳踝還是很痛，左大腿很麻，連站五分鐘都不行，想要走個十公尺的路也沒辦法。這種形同身障者的情況持續了一年多。

「二〇一八年七月，透過朋友的介紹認識了今井醫生。醫生看了我的腳趾說：『你的問題可能在於腳趾。』從那天開始，我每天都穿著『腳趾伸展襪』。」

穿了腳趾伸展襪後，情況有了大幅的改變。現在已經可以快步行走，健步如飛。

「穿了腳趾伸展襪一個半月後，情況就大為好轉，現在每天穿著襪子散步兩個小時。腳痛和腳麻的問題都沒有了。我預定下個月底挑戰單程八個小時的登山活動。」

五十嵐先生的經驗告訴我們，想要健康行走的話，矯正變形的腳趾比鍛鍊肌肉還重要。

第5章

「伸展腳趾走路運動」加強伸展腳趾！

「伸展腳趾走路運動」讓你永遠擁有健康的腳趾！

「覺得我的腳和腰變輕盈了！」

「走路不會痛了！」

「可以輕鬆背起重物！」

「足趾操」就如上述般地神奇，瞬間就能看到實際效果，不過，箇中魔法也是簡單易解。

如第三章所說明，腳趾的構造本來就是「彎曲」的形狀，如果對這件事置之不理，腳趾馬上就會再回復至原本的彎曲狀態。

為了不讓腳趾回到原本的彎曲狀態，就必須**讓身體牢牢記住「腳趾是完全伸展」的狀態**。

在此要介紹只要在平時走路時多花點心思，就能讓「腳趾伸展」效果更持久的方法。

這個「伸展腳趾走路運動」有兩種走路方式。

透過小步伐和大步伐的不同步伐狀態走路，可以得到各自不同的效果。

基本原則就是做完「足趾操」後，只要再多走路即可。

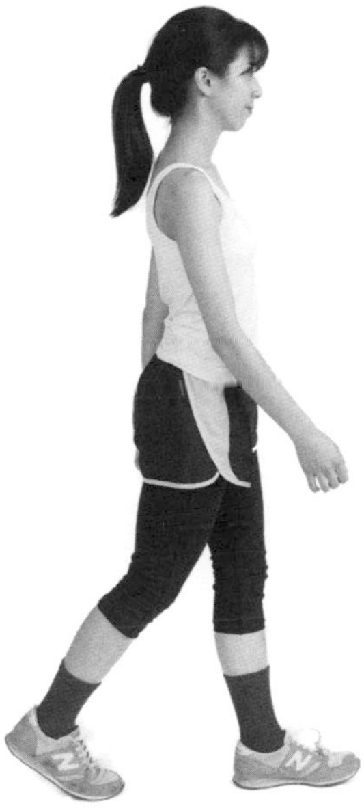

只要這麼做，腳趾就能固定處於伸展的狀態。

不過，希望效果更卓越的話，關於走路方式有個「小重點」要遵守，詳細情形會於後面單元說明。

走路是不是讓你的腰和腳痛呢？

走路運動隨時隨地可做，而且有益健康，應該有不少人力行走路運動吧？可是，這樣的走路運動有可能不利身體健康。

如第二章所述，當小趾朝內側傾靠時，其他腳趾就會處於彎曲狀態。**在腳趾彎曲不良的狀態下，如果走了好幾千步，你的腳會變形，處於歪斜狀態，肌肉會變僵硬，膝蓋或腰、上半身等意想不到的部位會出現疼痛感。**

當膝蓋或腰會痛時，還走路的話，只會讓痛感更加劇。

當身體的地基歪了，在這樣的狀態下走路並非好事一件。

務必矯正小趾，回歸正確姿勢，再伸展腳趾，讓身體處於平衡狀態下走路才是正確的方法。

即使認真走路運動，卻得到反效果

❶
一旦小趾歪曲，其他腳趾也會慢慢變形，導致姿勢不良。在姿勢不良狀態下勉強站立的話，骨骼會跟著歪斜，肌肉也會累。

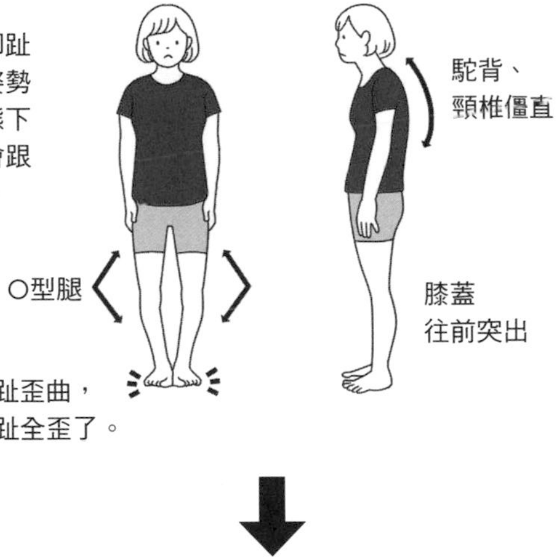
駝背、
頸椎僵直
O型腿
膝蓋
往前突出
因為小趾歪曲，
導致腳趾全歪了。

❷
一直在姿勢不良的狀態下步行，歪斜的部位會出現疼痛感。

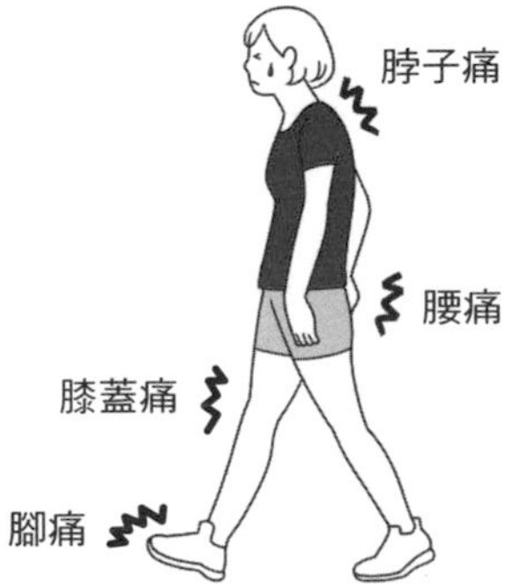
脖子痛
腰痛
膝蓋痛
腳痛

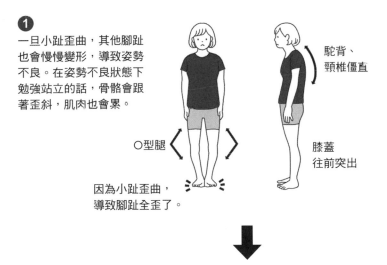

挑戰看看！「伸展腳趾小步伐走路」

首先介紹小步伐的「伸展腳趾走路運動」。

小步伐走路運動就是「腳趾」在伸展狀態下的走路方式。以倒退走的狹小步伐，感覺膝蓋以下的腳全部活動的狀態來走路，走路的時候用腳趾壓著地面，充分活動所有腳趾。

日本人的骨盆腔不同於歐美人，有後傾的傾向，因此走路時會將重心擺在前面，整個人就會看起來有點駝背的感覺，這就是日本人的走路姿勢特徵。擁有這樣骨骼結構的日本人，本來就適合不會讓腰部有任何負擔的小步伐走路方式。小步伐走路時，會充分使用到腳底肌肉，便能提升小腿的泵浦功能，水腫會消失，全身血液循環就會變順暢。

挑戰小步伐走路運動

小步伐走路時，會使用到腳底及小腿的肌肉。

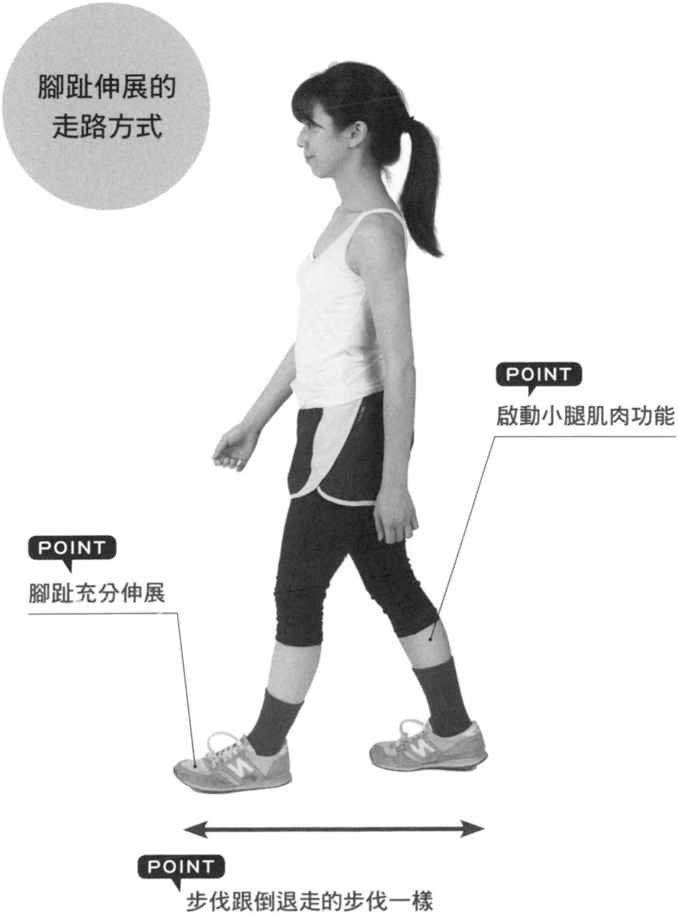
腳趾伸展的
走路方式
POINT
啟動小腿肌肉功能
POINT
腳趾充分伸展
POINT
步伐跟倒退走的步伐一樣

挑戰看看！「伸展腳趾大步伐走路」

不會使用到腳趾的大步伐走路運動（別稱：大腿走路運動）未必是「不好」的方式。因為可以鍛鍊小步伐走路時不會使用到的肌肉。

大步伐走路時，主要會運動到「臀部肌肉（臀大肌）」、「髖關節肌肉（腰大肌）」等兩處肌肉。

走路步伐大時，幾乎不用使用到趾尖，是以腳後跟著地。

各位不妨觀察一下年輕人，許多人是大腿肌肉很發達，但是小腿並沒有肌肉，腳踝沒有曲線可言，是看不到阿基里斯腱的直筒腳踝。

因為大步伐走路方式已成為主流，所以在走路時，要提醒自己提高小步伐走路的比例。

挑戰大步伐走路

大步伐走路會使用到大腿及臀部的肌肉。

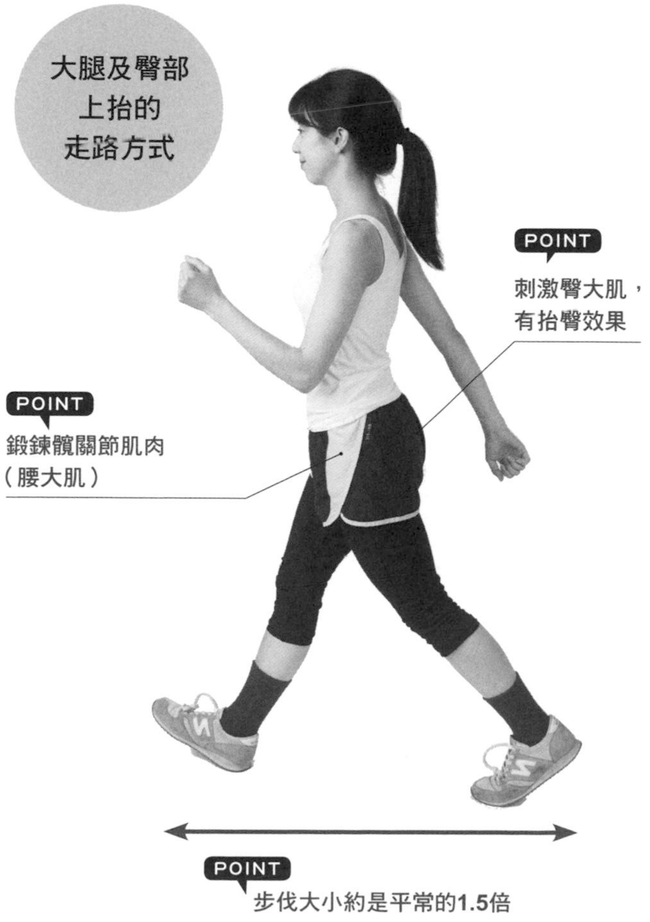

大腿及臀部
上抬的
走路方式
POINT
刺激臀大肌，
有抬臀效果
POINT
鍛鍊髖關節肌肉
（腰大肌）
POINT
步伐大小約是平常的1.5倍

意外的盲點？雙腳的幅度是讓人老化的兇手！

各位走路時，左右腳張開的幅度是多少呢？

左右腳的張開幅度會隨著年紀的增長而加大。

各位有看過走路時上半身會左右搖晃的高齡長者吧？

這就是小趾沒有發揮支撐功能，導致身體失衡的證據。

為了保護身體，腳趾會彎曲，於是身體就變成前傾、駝背，髖關節張開，導致O型腿惡化，變成「老人走路姿勢」。

一旦持續這樣的走路方式，會有膝蓋痛、腰痛、肩膀僵硬等問題出現。

而且會讓人看起來蒼老。

姿勢及走路方式會決定一個人的外表年齡。

身體呈現前傾姿勢時，會壓迫著胸腔，導致呼吸變淺，人也會容易覺得累。

腳趾一彎曲，雙腳張開幅度就會變大。

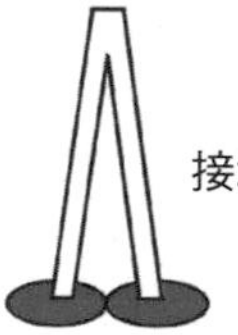
接地面積大。
雙腳張幅小也沒問題。

○ 只要腳底與地板的接地面積夠大（腳趾完全伸展的狀態），就算雙腳張幅小，也能安穩站立。

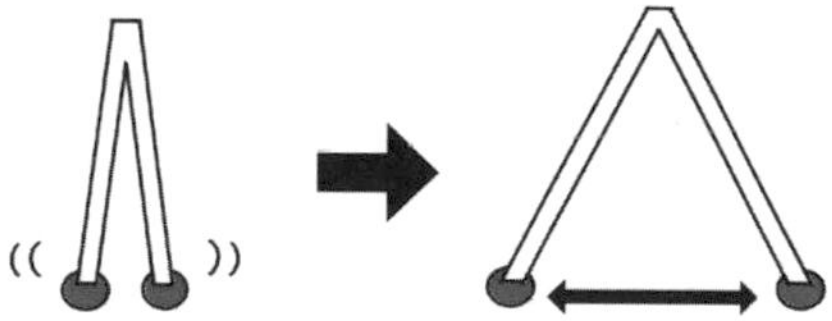
接地面積小。
雙腳張幅沒有擴大就站不穩。

× 當腳底與地板的接地面積小（腳趾閉合、腳趾彎曲），如果沒有擴大雙腳張幅，就會站不穩。

雙腳間隔大的「老年人走路方式」

人隨著年紀增長，雙腳的間隔幅度會變大，因為腳趾沒有完全伸展，處於彎曲閉合狀態，所以平衡感會變差，只有張大雙腳橫幅，才能站得住。

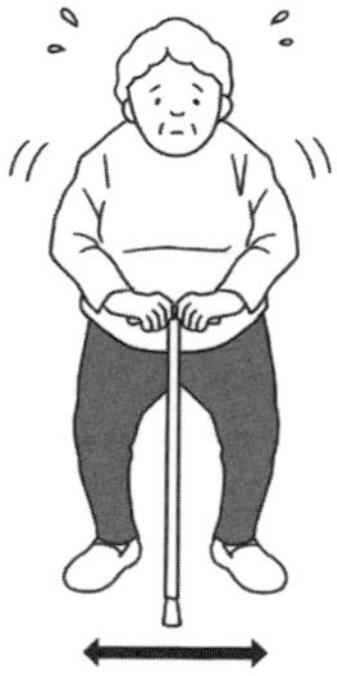
變寬大

正確姿勢讓你回春十歲！挑戰「腳碰腳走路」

想矯正上一個單元介紹的「老人走路方式」，首先請來做「足趾操」。也推薦各位常做模特兒特有的「腳碰腳走路方式」。

想像自己在一條直線上走路，縮小雙腳左右幅度，慢慢往前走。這個走路方式有個重點務必遵守，在走路前進時，一隻腳的腳尖要碰觸到另一隻腳的腳後跟。

經常以這個走路方式來自我訓練，慢慢地雙腳左右張幅會縮小，讓你的姿勢及走路樣態年輕十歲以上。

各位不妨挑戰看看，應該會覺得這樣的走路方式難度很高，可是這個方式能修正身體左右的不平衡感，還有防止扭到腳或跌倒的效果。

縮小雙腳左右張幅的訓練運動「腳碰腳走路」

持續訓練，慢慢地走路姿勢會變得年輕輕盈。

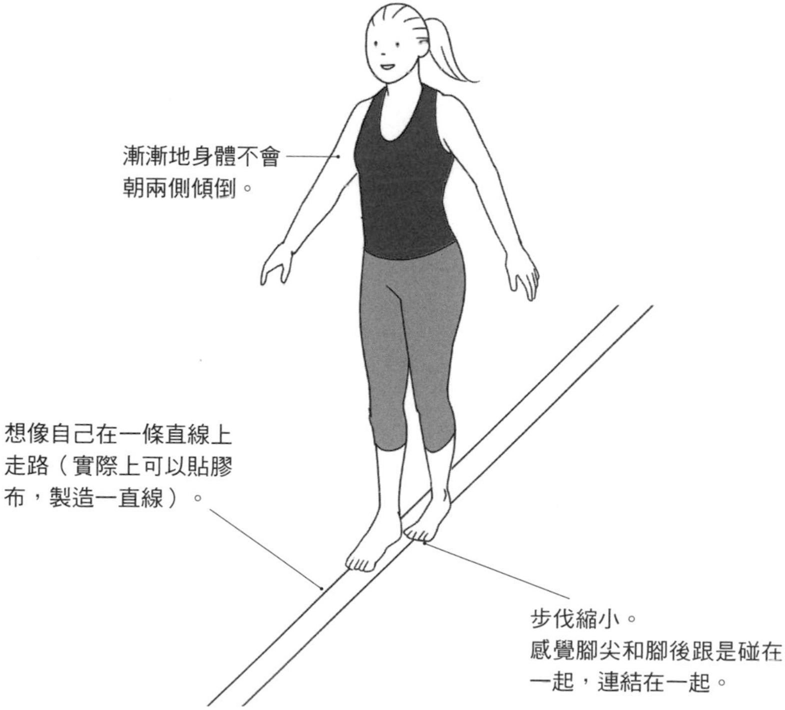
漸漸地身體不會
朝兩側傾倒。
想像自己在一條直線上
走路（實際上可以貼膠
布，製造一直線）。
步伐縮小。
感覺腳尖和腳後跟是碰在
一起，連結在一起。

如果會痛，建議挑戰守護身體的「小步伐走路」

有腳痛、腰痛問題的人，以及高齡者，建議選擇守護身體的「小步伐走路運動」來矯正問題。

為什麼呢？

請各位想想走坡道的情況。

走下坡的時候，並不是很平穩地由腳後跟著地。

應該是從腳尖至足弓正中間部位（前足部）輕輕著地。

這就是「維持平衡感，緩和衝擊力道的走路方式」，也就是「守護身體的走路方式」。

根據美國足部醫療協會的調查，即使在慢走狀態，落在身體的重量也大約是體重的1.2倍。如果是六十公斤的人，每走一步身體就承受了七十二公斤的重量。
我們的身體當然會以適當的平衡感來分散重量與承受重量；可是，一旦腳趾變形，平衡感失調，又會是什麼情況呢？
這時候我們的膝蓋、腰部、髖關節確實要承受重量。
此外，如果是腳後跟著地的大步伐走路方式，衝擊力道會直衝肩膀、頸部、頭部。如果是水泥或柏油等硬質地的路面，或穿著鞋底薄的鞋子，反衝力道更大。
我的患者當中有人換了小步伐走路方式後，頭痛竟然根治了。
年輕人或健康人士採取腳後跟著地的大步伐走路方式沒問題，不過，如果是年長者或足部不適的人，建議不要採取腳後跟著地的大步伐走路方式，請換成以腳趾著地的小步伐走路方式。
配合自己的年齡或身體狀況輕鬆走路才是最重要的原則！習慣這樣的走路方式後，再慢慢地提高步行速度，加長步行距離。

目標不要訂得太高，慢慢增加步數即可

如果希望自己永遠保有活力，過著講究輕鬆生活品質不失為是個好方法。每天為病人看診時，常常感嘆人總是在不知不覺中，突然變得無法行走。**首先是持續過著「不走路」生活的人，後來也漸漸變得「無法行走」**。能夠行走的定義是「在想去的時候，能夠自行行走到想去的地方」。一旦步行功能受損，生活品質也會變差到讓人訝異的地步。

想要提高生活品質，一輩子能健康步行是必備條件。透過持續力行「腳趾伸展走路運動」等簡單方法，讓我們來維持「健康步行腳趾」的功能吧！

腳趾伸展走路運動是融合小步伐走路與大步伐走路優點的走路方式，能夠使用到全身肌肉，達到運動效果。

關於一天的走路步數目標，厚生勞動省有訂定指標（摘自《健康日本21》，介紹如下。

・男性　9200步

・女性　8300步

剛開始不要訂定太高的目標，先把走路時間比平常延長十分鐘，多走五百步，慢慢增加步數即可。

等腳趾慢慢恢復原狀，覺得走路變輕鬆後，就能重拾青春與健康。

與其一開始就勉強自己走「八千步！」，把自己累壞而失去鬥志，能夠每天持續走路運動才是最重要的。

「邊走路邊做事」讓走路變成快樂的事

透過「足趾操」與「腳趾伸展走路運動」打造可以輕鬆活動自如的身體後，就會覺得活動身體是一件開心的事。

上一個單元介紹了維持健康的步數目標，各位是否覺得門檻很高呢？不過，**只要在日常生活中花點巧思，就能增加步數。**

移動時不要搭車或騎腳踏車，也不要搭乘電梯或電扶梯，換成爬樓梯；如果搭電車，不妨提前一站下車，走路到目的地，只要花點巧思變個方式，就能增加每天的步數。

譬如多逛幾家超市比價一下，以最便宜的價錢買到想要的東西，這時候會讓你有賺到的感覺，偶爾讓自己體會一下這種開心也不錯。或者安排自己去前一站的麵包店買剛出爐的麵包，**像這樣安排會讓自己開心或有所期待的目的，然後去完成也是蠻不錯的，而且無形中就能增加走路的步數。**

建議各位嘗試從日常生活中慢慢地培養運動習慣吧！

只要花點巧思就能辦到的「邊做事邊肌力訓練」

日常生活中就能培養「肌力」。讓我們慢慢地累積「健康存款」吧！

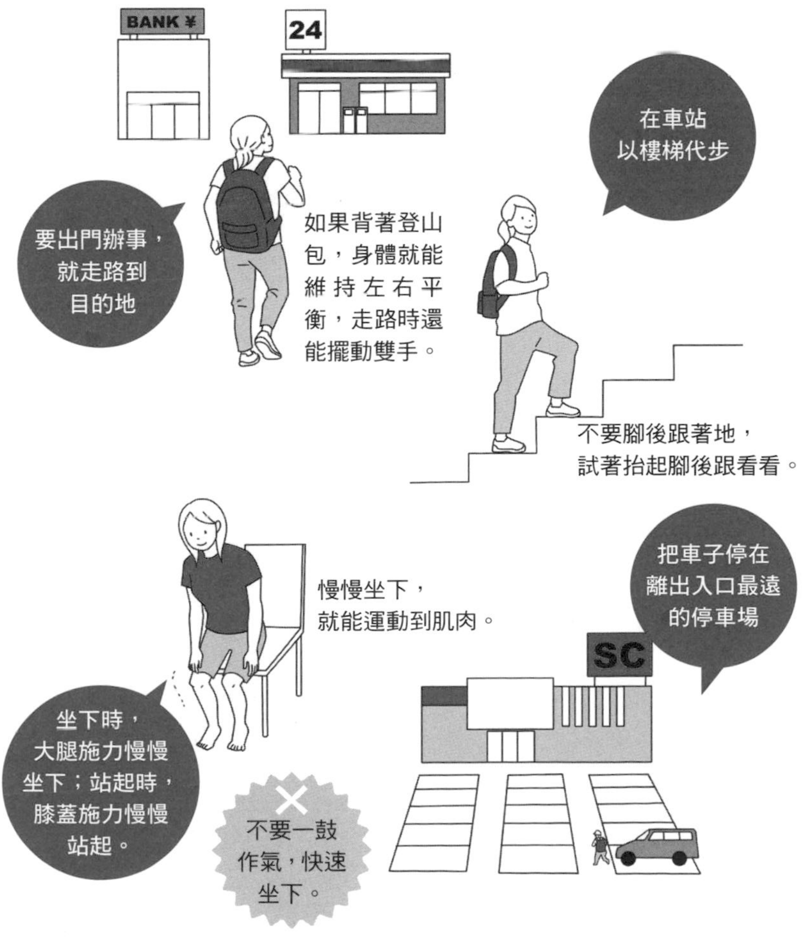

BANK ¥
24
要出門辦事，就走路到目的地
如果背著登山包，身體就能維持左右平衡，走路時還能擺動雙手。
在車站以樓梯代步
不要腳後跟著地，試著抬起腳後跟看看。
慢慢坐下，就能運動到肌肉。
坐下時，大腿施力慢慢坐下；站起時，膝蓋施力慢慢站起。
不要一鼓作氣，快速坐下。
把車子停在離出入口最遠的停車場
SC

走路速度決定你的壽命

我想大家都知道走路有益健康，不過，各位的走路速度如何呢？

美國曾發表過走路速度與健康關係的數據資料。

這份調查報告是以一萬三千五百三十五位、年紀在三十歲至三十五歲之間的女性為研究對象，調查研究開始時期及九年後的走路速度和健康狀況。

比較①慢走的人（時速：3.2～4.8公里）和②稍快走的人（時速：4.8公里以上），②稍快走的人沒有罹患癌症或心臟病等重大疾病，能夠維持健康狀態的「成功老化率」（Successful Aging）較高（①是1.9倍、②是2.68倍）。

換言之，能夠快走的人就是「健康壽命長」。

另一份以三萬四千四百八十五名年紀在六十五歲以上的男性及女性為對象，進行長達六年至二十一年的追蹤調查報告的結果也指出不分性別，走路速度越快的人壽命越長。

◆六十五歲男性的平均壽命

・走路秒速1.6公尺（時速5.76公里）的人……九十五歲以上

・走路秒速0.8公尺（時速2.88公里）的人……約八十歲

・走路秒速0.2公尺（時速0.72公里）的人……約七十四歲

（※時速4.8公里是一般人徒步時的速度）

根據東京都健康長壽醫療中心研究所的青柳幸利先生所實施長達十五年以上的中之條研究，結果表示**「可以說話，但是無法唱歌」的走路速度（運動強度是中強度）最有益身體健康**。

各位力行「腳趾伸展走路運動」的話，因為體態姿勢會變好，自然能提升走路速度。為了健康著想，請務必持之以恆力行「腳趾伸展走路運動」。

＼ 專欄 05 ／

日本的未來和腳型都會變成棺材型？

日本人口在二〇〇八年達到一億兩千八百零八萬的最顛峰數字，後來人口數就持續遞減。根據政府的試算預估，到了二〇四八年將減至一億，預計二〇六〇年人口數將減少至八千六百七十四萬。

同時因為不斷高齡化，到了二〇六〇年，六十五歲以上的人口比例約有百分之四十。

換言之，「能就業的世代＝勞動力」將逐年遞減。

於是，請各位看一下這樣的人口結構曲線圖……宛如是個「棺材型」！這個現象在世界的已開發國家中，算是獨特又奇妙的圖形。

日本將如何克服這個棺材型的人口金字塔問題，全世界都在密切注意中。

日本人未來要面對的不是只有人口結構的問題。日本人中，腳型變成棺材型的人數也逐年增加中。為了能夠健康長壽，一輩子都能行走是非常重要的條件。

我現在於全國校園及高齡者設施中推廣足趾操的演講。在持續高齡化的日本，能夠自我照護這件事變得更為重要。

透過足趾操，多少能阻止腳趾形狀棺材化，希望大家能夠天天身體力行。

第6章

請告訴我！關於腳及走路的Q&A

Question

鞋子一定要是球鞋嗎？

並不是說非要球鞋不行。是因為腳趾想要的鞋子款式是可以繫緊鞋帶的球鞋。

不過在現實的職場中，有的公司規定不能穿球鞋上班，希望女性員工穿上漂亮的高跟鞋上班。

如果白天上班時是穿高跟鞋和絲襪，回到家後請一定要做「足趾操」，讓被高跟鞋和絲襪壓迫而變形的腳趾或朝內側彎靠的腳趾得以伸展，回復正常形狀。

Question

夏天每天穿海灘涼鞋！這樣腳趾不會受束縛，不是很健康嗎？

下方照片是每到夏天就天天穿海灘涼鞋的某位三十歲男性的腳。腳趾明顯歪曲，變成標準的「棺材型」……。

腳後跟無靠，走起路會發出啪啪聲的海灘涼鞋就是導致「腳趾歪曲」的兇手，一般涼鞋和高跟涼鞋也是一樣的情況。所以很遺憾，完全不贊成各位穿涼鞋。

儘管如此，還是想穿的話，建議一天穿著的時間不要超過兩個小時，請避免長時間穿著。

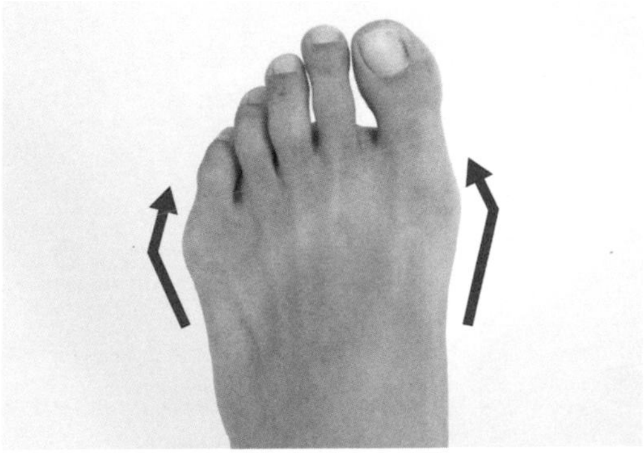

Question

穿草鞋會運動到腳趾，有益健康吧？

認為日本傳統東西有益身體健康的人是大有人在。不過，也無法一概而論說傳統東西都是好的。應該有許多人認為木屐或草鞋有益足部健康吧？因為有幼稚園或托兒所會採購木屐或草鞋給園裡的幼兒穿。

可是，不管是木屐或草鞋，它的結構都無法支撐腳後跟，不能固定腳後跟，腳趾就會歪曲、變形。

因為腳後跟沒有固定，雙腳為了抓住地面就會用力過當，導致腳趾歪曲。認為草鞋或木屐有益足部健康的想法根本是錯誤的。

為了腳趾不歪曲變形，建議穿五趾襪，以及確實綁緊鞋帶的球鞋。

Question

在公司穿護士鞋，在家裡穿室內拖鞋，讓腳放鬆。

護士鞋是為了需要長時間站著工作的護士所設計的鞋款，不過，因為是涼鞋款式，所以不OK。腳後跟部位只靠一條鞋帶固定，加上是合成皮革的材質，有滑動之虞，穿上的話腳容易滑移，稱不上有益腳趾健康。

室內拖鞋也一樣有容易滑移的疑慮，腳後跟無靠，腳趾也會慢慢歪曲、變形。

最棒的方式就是赤腳。大家會覺得赤腳會受涼，但是赤腳的話可以完全使用與伸展腳趾，促進血液循環，即使是冬天腳也不會冰涼。

不過，如果腳形是「棺材型」的人，赤腳走在硬梆梆地板上非常危險。因為足弓正崩形中，赤腳走在硬地板上會覺得疼痛。

Question

明明有穿分趾布襪，卻還是嚴重的大拇趾外翻。

日式的傳統分趾布襪是只有大拇趾是分開的，也跟一般襪子一樣，將腳包覆成筒狀。其結構跟五趾襪不同，如果一整天穿著分趾布襪走動，會對大拇趾以外的其他腳趾造成重量負擔。

當布襪包著柔弱的小趾，小趾馬上就會朝無名趾方向傾移。接下來就像骨牌效應，從小趾開始，所有腳趾都朝內側傾倒，四根腳趾馬上就變歪曲。最後連大拇趾也變形。

如果穿著布襪，再穿上容易滑移的木屐，腳趾的變形狀況會更加嚴重。

其實每天穿著布襪在日本旅館工作的人員，都有明顯的拇趾外翻問題。因為工作必須穿布襪的人，請先穿上五趾襪，再穿上尺寸大一號的布襪，避免腳趾變形。

Question

腳會長繭和雞眼，表示我的腳不健康嗎？

腳會長繭或雞眼，鞋子會磨腳，都是鞋子不合腳的證據。

如果繼續穿著不合腳的鞋子，腳趾會發生悲劇，最後一定會變形。請參考第三章內容，選擇合腳的鞋子。

此外，如果雞眼長腳底，表示你身體重心失衡，身體重量集中在長雞眼的部位，因為壓迫才會長雞眼。

請隨時檢視自己的站姿、走路方式及姿勢，還要檢查腳趾是否完全伸展，沒有因壓迫而歪曲。

Question

我是絲質五趾襪愛用者，請問有效嗎？

材質光滑的絲質五趾襪矯正效果不佳，不宜認為是有益腳趾伸展的襪子類型。因為光滑的材質會讓腳有滑移感，腳趾會在不知不覺中變歪曲。

絲綢材質中有一種叫作繭綢的材質，質地較硬，不會有滑移之虞，如果是繭綢材質的五趾襪，不怕穿了鞋會滑腳。

如果家裡有鋪地毯，可以穿光滑材質的五趾襪，走路時就不會腳滑。在做「腳趾伸展走路運動」時，請選擇不會滑腳材質的五趾襪，請大家依用途分類使用。

Question

我愛穿隱形襪，會對腳有影響嗎？

隱形襪會將腳包成筒狀，只露出腳板。許多女性赤腳穿高跟鞋或繫帶鞋時，會再穿上隱形襪，避免腳直接碰觸鞋子。

雖然女性族群流行穿隱形襪，然而很遺憾地，我一向都稱隱形襪為「棺材型腳製造機」。

隱形襪的結構不僅或縮小腳尖的活動空間，加上容易滑脫，根本是考驗腳趾健康的襪子。

隱形襪也許看起來很時尚，但為了腳趾健康，不建議穿這種襪子。

要避免長時間穿著，脫掉襪子後，別忘了做「足趾操」！

Question

我是走路運動新手。比起分次短時間走路，一次就走數十分鐘會比較好嗎？

如果想培養肌力，一次就持續走路二十分鐘至三十分鐘會比每次五分鐘，分次走路的效果好。

步數設定目標至少要有五千步，如果可以，將目標訂為八千步，走路速度要快。

如果是走路運動新手或高齡者千萬不要勉強自己一定要達到上述目標，可以視情況改變。

比方說快走三分鐘後，接下來的三分鐘就將速度拉慢，調整呼吸，不要整個過程都是快走，視自己的情況安排程序，慢慢培養體力。

不過，不論分次短時間走路或一次就走數十分鐘，能夠慢慢養成走路習慣才是最重要。

Question

我怕冷，冬天會穿兩雙襪子，可以這麼做嗎？

絕對不行！這樣會加速腳變形的速度。

而且，血液循環會越來越差。

如果持續像這樣穿兩雙襪子，你的身體會變得無法自行產熱，雙腳依舊冰冷，還有變形之虞，最後更無法脫下襪子，只好一直穿著襪子。請記住「穿兩層襪子＝製造冰冷感」這句話。

尤其是會把腳尖包覆成筒狀的襪子，如果穿兩層的話，等於在壓迫你的腳趾。

請用手來想想看。當手戴上形似滑雪手套的連指手套兩層的話，是不是覺得雙手完全無法施力，什麼事都做不了呢？

只有充分使用腳趾，讓腳趾完全伸展，才能鍛鍊足部肌肉，溫暖腳尖。

Question

捲指甲該如何修剪？

我在第四章說明過，剪指甲最重要的原則就是不要剪得太深。許多人因為痛，便把指甲剪得很短，這麼做只會讓捲指甲更嚴重。

慢慢來不要急，請等指甲長長了再修剪。

指甲理想長度是與腳趾尖平齊，不要剪成弧形，剪成方形（四角形、筆直直線）。

會讓你有「想再剪短一點」想法的長度就是適當長度。

這時候一定要壓制想再剪短的念頭，讓指甲長到能遮蓋趾尖的長度，總之，走路時要讓腳趾完全伸展，腳趾就會恢復原來正確的形狀。

Question

包包的背法會影響姿勢嗎？

會影響。包包不宜斜背，也不要老是背同一邊的肩膀。

本診所的患者中就有人因為經常同一側斜背包包，導致肩膀歪了。

如果要斜背，不要老是同一側背，請換邊交互背。

如果是側肩背的方式，也不要長時間背在同一側的肩膀上。我們總是習慣將包包背在方便拿取的那一側，請提醒自己要經常換邊。

長時間包包背同一側，時間久了，這一側的肩膀就會承受到重力，即使力道很輕，身體也會因此就歪斜。各位也要檢視書包的背法。

我都是背登山包，這樣施力會平衡，身體不會歪斜。

Question

家母跌倒住院，還是要讓她起床走路比較好吧？

跌倒受傷當然以治傷為優先，不過，如果能行走，請務必想辦法讓令堂起身走路。

本診所患者中有人因跌倒住院一個月，最後變成無法行走。

人一旦凡事茶來伸手、飯來張口，動都不動的話，腳力和腰力當然會衰退，整個身體的體力也會衰弱。

如果有疼痛感，要趕緊改善。接著在不勉強的狀態下，以輕鬆的姿勢走路運動。

人一旦不走路，就會變得無法行走。有研究資料指出，高齡者只要臥床三天，就等於三週肌力退化了。

Question

我想幫照護的病人做「足趾操」，但是不曉得如何控制力道及時間長短。

幫人做足趾操時，盡量不要施力。動作要慢且輕柔，只要稍微伸展腳趾即可。如果照護的對象腳趾緊靠，只要輕輕將你的手指伸入對方的腳趾間，讓其腳趾略微張開就可。

絕對不能用力，不宜勉強張開其腳趾。如果對象是老年人，通常老年人的腳趾會比較僵硬，做好先泡腳，再幫他做足趾操。

如果遇到僵硬到手指無法伸入對方腳趾間，就幫他一根根腳趾分次伸展張開。

Question

「足趾操」做越久越好吧？

與其一次做的時間長，多做幾次更好。

一次的時間至少要有三分鐘，最長十分鐘就夠了。

只要伸展腳趾，腳趾馬上就會伸直、張開，但是因為腳趾原本就具備容易彎曲的性質，伸展效果無法長久持續。做完伸展操，過了一個小時腳趾會再呈現彎曲姿態。

與其一次花很長時間做伸展操，利用出門走路前、回家後、就寢前等的時間，分次認真地伸展腳趾，強化腳趾對伸展狀態的記憶效果，也就是強化腳趾的記形效果。

Question

膝蓋會痛，走路很辛苦。

痛的時候請不要勉強自己走路。

在身體處於歪斜的狀態下走路，恐怕會讓痛感更加劇。

覺得痛時，先伸展腳趾。

當腳趾完全伸展，取得平衡，身體就會變輕鬆，腰痛或膝蓋痛的症狀應該也輕緩。

總之，擁有「能步行的身體」才是先決條件。等到可以輕鬆走路，自然就能開心走路，並且樂在其中。

＼ 專欄 06 ／

肯花錢買好鞋，卻對襪子毫不在意

我有兩個小孩，分別是一男一女，我很注意他們的腳趾問題，從他們的人生第一雙鞋就開始注意，一定要慎選好鞋給他們穿。我會配合他們的成長情況，每一季換鞋穿。

儘管我已經如此小心翼翼，但是在孩子四歲時還是遇到讓我震驚的事件！孩子的腳趾雖然是張開的，卻「歪曲」了……。

罪魁禍首是襪子。

問題出在大家認為理所當然所穿的筒形襪子。筒形結構的襪子雖然讓腳趾處於伸展狀態，但因為會將腳尖包覆起來，最後導致腳趾內傾、變歪。

請各位換成手指來思考一下。如果我們戴上連指手套，手指會無法自由動彈。筒形襪的結構就如同穿著連指手套。

如果因為冷穿了兩雙襪子，腳趾會更動彈不得，小趾確實會往內傾，最後連其他腳趾也跟著變形。而且，穿兩雙襪子等於腳趾活動空間小，腳趾的自由更被剝奪。因為無法活動腳趾，血液循環變差，指甲變硬而變形，還會出現懼冷症。

就算謹慎選鞋，就算肯花大錢買好鞋，卻可能因為襪子穿錯，導致所有的努力徒勞無功，請大家記住這一點。

尤其當孩子尚年幼時，家長總會以成人的角度來看待孩子，覺得「寶貝好像受寒了，保暖不夠，看起來真可憐」，於是常會幫孩子穿襪子保暖。可是，為了孩子的腳趾及腳底感覺能力正常發育，請盡量讓孩子裸足。我了解父母擔憂孩子著涼的心，但有時候這份心意卻會阻礙孩子的成長。

實踐篇

從今天開始做足趾操！「足趾操」進行程序

事前檢視①

檢查你的腳型

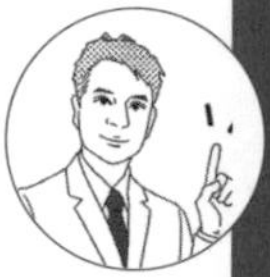

請馬上從今天開始力行伸展腳趾的「腳趾超展開生活」。在此帶領各位回顧本書內容，同時介紹實踐「腳趾超展開生活」的簡易步驟。

首先自行診斷自己的「腳型」。脫掉鞋子、襪子，在裸足狀態觀察自己的雙足。腳趾是否呈現兩側完全展開的超伸展狀態呢？

如果大拇趾和小趾都彎曲，腳趾傾靠一起的話，那隻腳就是像鑽進棺材裡的「棺材型腳」。現在馬上伸展你的腳趾吧！就算大拇趾沒有彎曲，沒有拇趾外翻的問題，也不能因此就安心。再看一下腳趾是不是朝內側傾移？

如果小趾歪曲，就是整個腳趾變形的前兆，務必多加小心。

你的腳外擴型？還是棺材型？

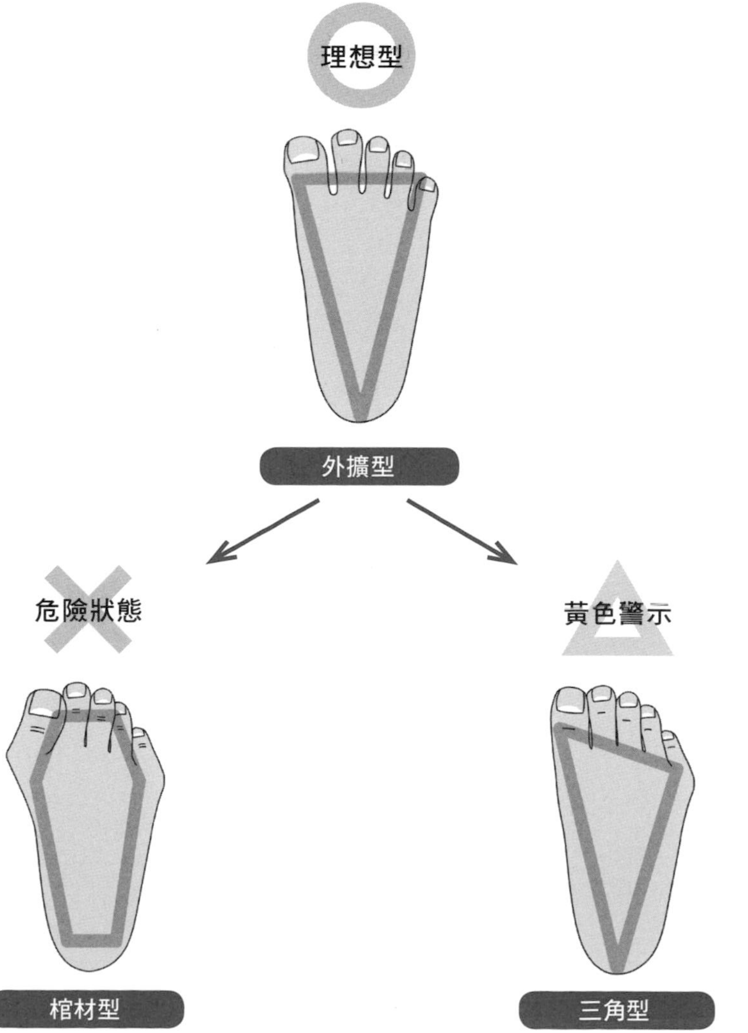
理想型
外擴型
危險狀態
黃色警示
棺材型
三角型

觀察身體的歪斜狀況

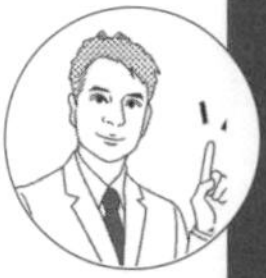

你的肩膀是下垂？骨盆腔是否歪斜？雙腳長度是否左右均等？

當身體開始歪斜，慢慢就會有疼痛感出現，可是，我們很難從肉眼觀察自己的身體是否歪了。

那麼，該如何檢視身體是否歪斜呢？現在傳授大家一個方法，請大家跟著做做看。於地板貼上膠帶當記號，雙腳腳尖整齊靠在膠帶的邊緣，然後閉上眼睛開始踏步。原地踏步三十秒，再張開眼睛。

如果你依舊站在原地，表示身體左右對稱，站姿筆直，沒有歪一邊的問題。**如果你的位置與記號的膠帶位置有所偏離，表示你的身體歪了。**再不趕快伸展腳趾，加以改善，身體歪斜的問題會更嚴重。

張眼後站的位置與膠帶記號有偏離，就是身體歪斜的證據。

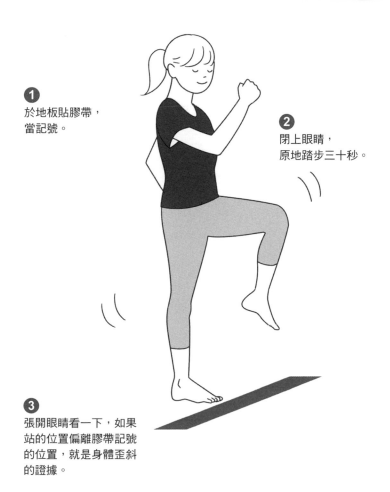

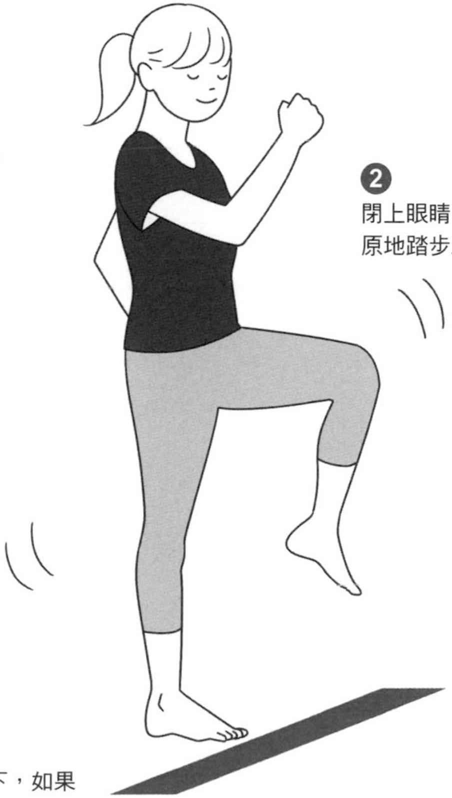
❶
於地板貼膠帶，
當記號。
❷
閉上眼睛，
原地踏步三十秒。
❸
張開眼睛看一下，如果
站的位置偏離膠帶記號
的位置，就是身體歪斜
的證據。

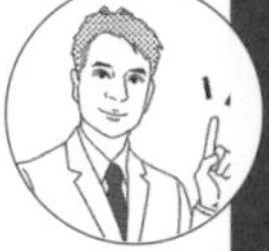

確認自己能否不搖晃地安穩站立

就算站姿筆直，如果身體欠缺支撐力量，當你活動身體或走路的時候，身體也會越來越歪斜。

支撐身體的力量來自腳底的足弓。足弓的支撐力道夠，當身體前後、左右、上下移動時，身體才不會搖晃，才能穩固地支撐身體。

如果腳底足弓崩壞，就算努力鍛鍊核心軀幹，身體還是會搖晃不穩。

請確實伸展腳趾，確認腳底足弓是否有發揮功能。

請將雙腳張開與肩同寬，雙手於前方交握，請別人將你的手往下拉。這時候如果身體晃動或往前倒，就是你的足弓支撐力道正在衰退的證據。再將雙手於背後交握，也請測試一下後側支撐力道。

透過平衡感測試確認雙腳的支撐張力

檢測後側支撐張力

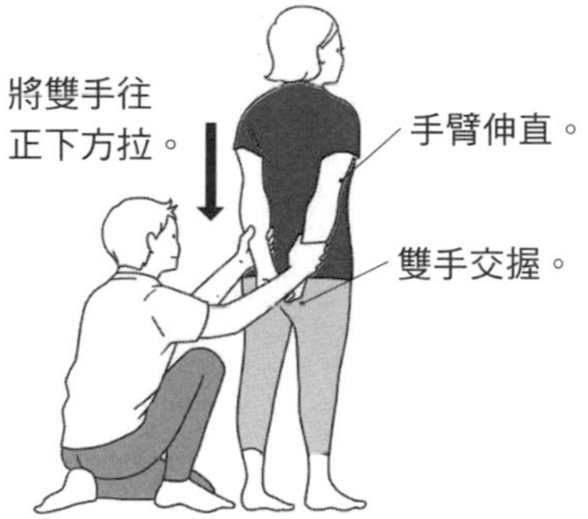

將雙手往
正下方拉。
手臂伸直。
雙手交握。

雙腳張開與肩同寬。

檢測前側支撐張力

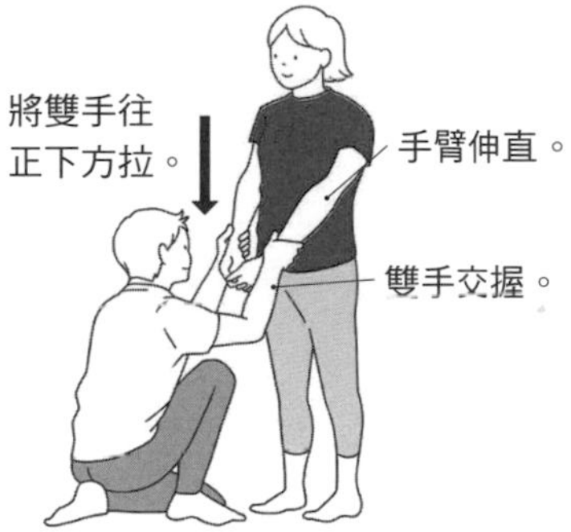

將雙手往
正下方拉。
手臂伸直。
雙手交握。

雙腳張開與肩同寬。

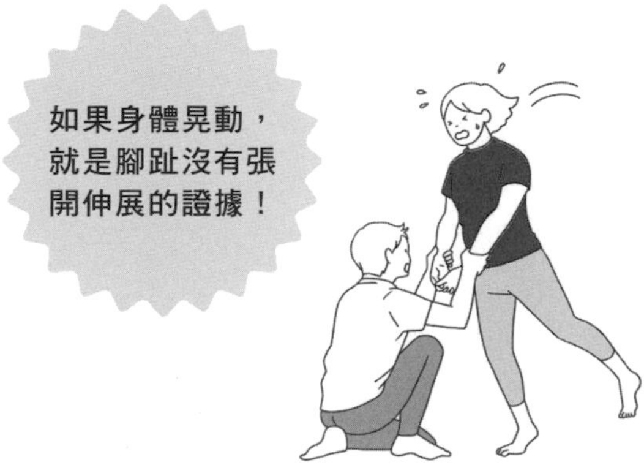

如果身體晃動，
就是腳趾沒有張
開伸展的證據！

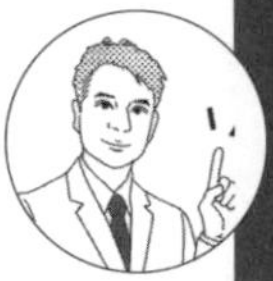

來做「足趾操」

就算你現在身體未有任何不適症狀，只要腳趾沒有處於伸展狀態，或是身體歪斜中，以後一定會讓你身體喊痛。

所以，趁現在趕快做好預防工作，從今天開始力行「足趾操」，讓你的腳趾超展開。

將腳底輕輕地、慢慢地伸展。伸展後就停留五秒鐘，然後再放鬆，腳背也依相同要領來伸展。腳底與腳背重複伸展十五次至二十次後，再換腳做。兩隻腳共伸展三分鐘即可。

如果突然用力握腳趾，再突然伸展，肌肉會因身體的反射作用而緊縮，腳趾就無法伸展。

此外，有浮趾問題的人腳趾容易反弓，但是過度反弓是不行的。注意腳趾的彎曲角度不能超過九十度。

輕柔地伸展已彎曲的腳趾

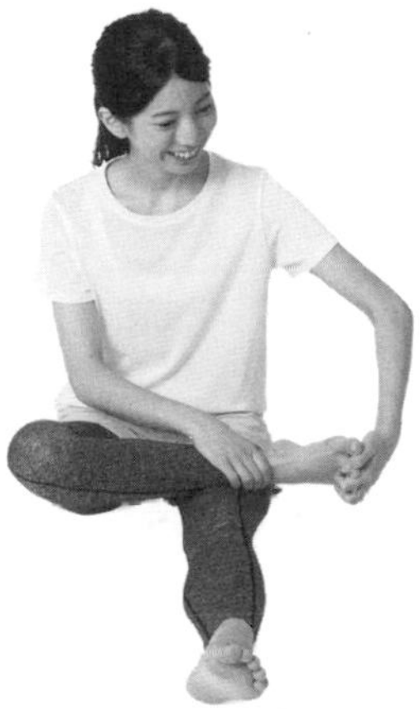

❶
輕柔地伸展腳底，
停留五秒鐘。

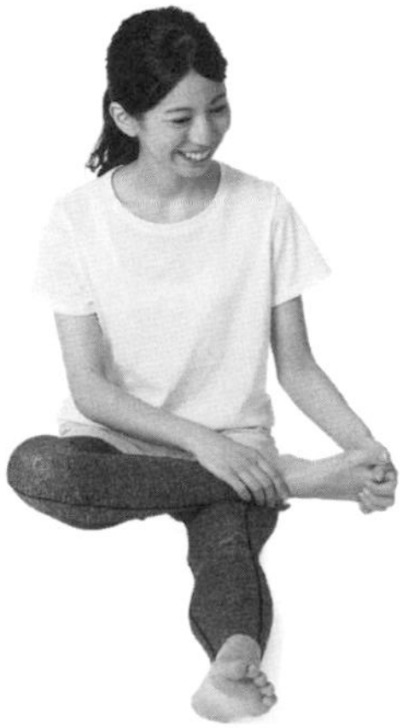

❷
輕柔地伸展腳背，
停留五分鐘。

❸
重複步驟❶和❷，雙腳共做三分鐘。

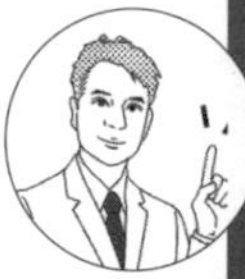

來做「伸展腳趾走路運動」

腳趾的先天結構是為了要能夠彎曲，所以透過「足趾操」而變張開伸展的腳趾，也會馬上就回復至原本的彎曲狀態。

因此，為了讓已伸展的腳趾定型，建議大家力行「腳趾伸展走路運動」。

透過已伸展的腳趾走路，身體就會記住腳趾伸展時的狀態。

在這樣的情況下持續走路，腳趾會一直處於伸展狀態，所以在透過「足趾操」緩和身體痛感後，建議你務必走路運動。

身體痛感嚴重的人，不建議採用一般走路運動書籍所推薦的「大步伐走路方式」，請採用能完全活動到所有腳趾的「小步伐走路方式」。

以相當於倒退走時的小步伐前進走路，就能充分伸展你的腳趾。

挑戰小步伐走路運動

小步伐走路時，會使用到腳底及小腿的肌肉。

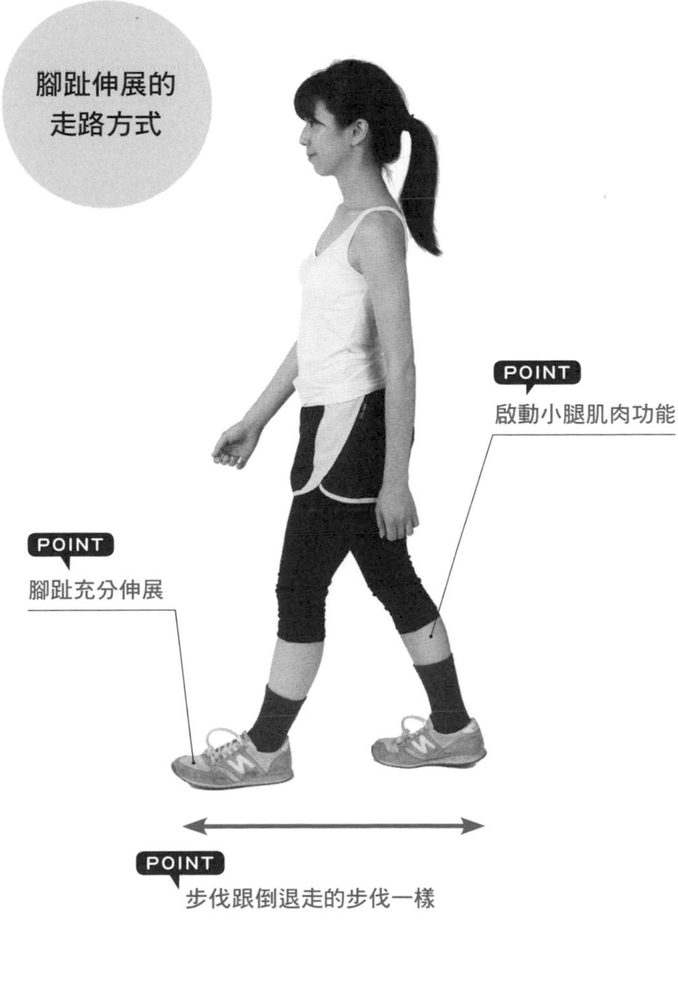
腳趾伸展的
走路方式
POINT
啟動小腿肌肉功能
POINT
腳趾充分伸展
POINT
步伐跟倒退走的步伐一樣

後記　腳趾是讓你一生活力健走的重要基礎

我是內科醫生，但是，我的專診科別卻是呼吸科與足科。「足育」與「息育」這兩個讀音都是「SOKUIKU」的保健觀念，皆是源自於「預防醫學」的觀點。

預防醫學的概念不同於罹患疾病才治療的「對症療法」概念，希望每個人都能以「打造無痛無病的身體」為目標，才有預防醫學概念的誕生。

預防醫學的宗旨就是不要生病。

醫生原本就是要有人罹患疾病，才能開始進行治療。

我在治療患者的過程中一直在思考，能否在罹患疾病前就做些什麼事，經過一連串的嘗試、錯誤、嘗試後，首先蒐集了許多維持自我身體健康的情報。在學習過程中，來看診的患者就是我的良師。

然後，我領悟到兩件非常重要的事。

那就是「生命入口（口腔與鼻）」與「生命基礎（足與腰）」的保健。

未來診所想幫助大家打造「不會生病的健康身體」。因此，本診所雖然有慢性病患者，但是長年來一直持續來看診的患者並不多。

當患者來看診數次，我覺得已經沒問題，就會告訴患者：「您不需要再來看診了。」這時候有的患者會很驚訝地說：「什麼？診療已經結束了嗎？這樣就好了嗎？」

我會這麼做，因為我相信「患者本身的自癒力」。

治療固然重要，但醫生只是輔助者，能治好疾病還是要靠患者本身的自我保健。因為連醫師處方的藥也不服用的話，那就毫無意義了。

本書一再強調，只要擁有良好姿勢，能夠筆直站立，保有步行的身體，身體就不會有不適症狀出現。

因此，我想繼續推廣「足趾操」，為大家打造能夠筆直站立，可以自由行走到想去場所的健康腳趾。

可是，大家幾乎都是在「身體痛了」、「生病了」才會注意自己的身體。

因此，不得說變成這樣就太遲了。

那隻腳就像是鑽進棺材裡的「棺材型腳」……這樣的形容確實有點不太妥當，會讓人忐忑不安，但是我會說得這麼可怕，就是想提醒大家能夠多關心平常不會在意的腳趾，尤其是小趾頭。

腳趾是讓你一生活力健走的重要基礎。

我不遺餘力透過本書傳達這些內容，希望各位透過本書重新體認腳趾對身體的重要性。

一輩子能走路，人生就是快樂的。

如果本書能幫助各位創造美好人生，沒有比這個更令人開心的事了。

謝謝各位閱覽本書，真的很感激。

KANKI出版社所有同仁、編輯古川有衣子小姐、爽快答應當照片模特兒的朋友們、還有對我這個資歷尚淺的醫生願意投以信任，將您們的身體健康委託予我，讓我能夠累積寶貴臨床經驗的患者朋友，在此致上最真誠的謝意。

今井一彰

二〇一八年十月

國家圖書館出版品預行編目資料

找回有力腰、強健腳的 3 分鐘足趾操 / 今井一彰
作 ; 黃瓊仙翻譯 . -- 臺北市 : 三采文化 , 2020.06
面 ; 公分 . -- (三采健康館 ; 146)
ISBN 978-957-658-327-8(平裝)

1. 腳趾 2. 健康法

416.619 109002502

■有鑑於個人健康情形因年齡、性別、病史和特殊情況而異，建議您，若有任何不適，仍應諮詢專業醫師之診斷與治療建議為宜。

三采健康館 146

找回有力腰、強健腳的 3 分鐘足趾操

作者｜今井一彰　譯者｜黃瓊仙　影片校對｜李婥婷
主編｜鄭雅芳　美術主編｜藍秀婷　封面設計｜高郁雯　內頁排版｜郭麗瑜、池婉珊

發行人｜張輝明　總編輯｜曾雅青　發行所｜三采文化股份有限公司
地址｜臺北市內湖區瑞光路 513 巷 33 號 8 樓
傳訊｜ TEL:8797-1234　FAX:8797-1688　網址｜ www.suncolor.com.tw
郵政劃撥｜帳號：14319060　戶名：三采文化股份有限公司
本版發行｜ 2020 年 6 月 24 日　定價｜ NT$360

Ashikoshiga 20 sai wakagaeru ashiyubi nobashi by Kazuaki Imai

Original Japanese edition published by KANKI PUBLISHING INC.
Chinese (in traditional characters only) translation rights arranged with KANKI PUBLISHING INC.
through Digital Catapult Inc., Tokyo.